Martina Reuter
Meine Styling-Geheimnisse

Martina Reuter

Style-Expertin und Moderatorin Martina Reuter ist gebürtige Wienerin und Mama zweier Kinder. Die ehemalige Schülerin der Modeschule Michelbeuern arbeitet seit mehr als zwanzig Jahren vor und hinter der Kamera. Sie startete ihre Karriere als Chefstylistin bei ProSieben, wo sie sechs Jahre tätig war. Regelmäßig ist sie bei HSE als TV-Moderatorin zu sehen und verkauft dort auch ihre eigene Modelinie CURVY ME. Als Trend- & Style-Expertin berichtet sie bei verschiedenen TV- und Radio-Sendern sowie Onlineportalen (BILD, Frau im Spiegel) in Deutschland und Österreich über Trends und Lifestyle-Themen.
Martina Reuter hat seit Jahren ihre eigene regelmäßige Mode-Radiosendung *Fashioncouch* bei Jö.live, dem österreichischen Einkaufsradio. Weiters hört man Martina Reuter als Modeexpertin bei Radio Wien, Welle1, Radio Arabella, Antenne Deutschland und Munich FM. Wenn es ihre Zeit zulässt, berät sie Politiker und Geschäftsführer aus Österreich und Deutschland in Modefragen.
Einem großen Publikum ist sie aus ihren sympathischen und beliebten Auftritten in der ORF-Show Guten Morgen Österreich bekannt.

„Martina Reuter ist pures Entertainment – genauso wie ihre Stylings. Außergewöhnlich, aber mit der richtigen Portion Herzlichkeit und Persönlichkeit."

Marcel Ostertag
Designer

MARTINA
Meine Styling-Geheimnisse
REUTER

ueberreute

Wir Frauen müssen zusammenhalten

Es ist höchste Zeit, dieses Buch zu schreiben. Höchste Zeit, endlich zu verraten, was hinter den Kulissen einer Fernsehsendung, einer Anprobe, einer Fashion-Show passiert. Und was die kleinen Tricks sind, die Frauen vor der Kamera, aber auch im Alltag strahlen lassen.
Seit ich denken kann, hat mich Mode fasziniert. Immer schon habe ich mich gefragt, was Frauen tun müssen, um so gut auszusehen, wie sie es eben tun. Ob sie einfach von Geburt an schön sind, oder ob es nicht doch gewisse Spielregeln gibt, die sie besonders frisch, jung und sympathisch aussehen lassen. Um Antworten auf meine Fragen zu finden, war eines klar: Ich musste die Modeschule besuchen. Ich wollte wissen, wie Mode funktioniert, wollte das Handwerk lernen. Aber um ehrlich zu sein, war ich nie auch nur geduldig genug, einen Faden in ein Nadelöhr zu fädeln. Deshalb war ich auch nie sehr genau – trotzdem aber eine supergute Schülerin, denn ich wollte immer alles wissen, überall dabei sein, nichts versäumen.
Nach meinem erfolgreichen Abschluss an der Modeschule Michelbeuern machte ich mich nach Deutschland auf, denn ich wollte nichts lieber, als bei einem großen Fernsehsender arbeiten. Ich sollte vielleicht erwähnen, dass ich einen sehr starken Willen habe: Wenn ich mir etwas vorgenommen habe, dann hat es eigentlich immer geklappt. Und so war ich bald dort, wo ich immer hinwollte: im großen Showbusiness!
In den vielen Jahren, in denen ich zuerst als TV-Stylistin und schließlich sogar als Styling-Chefin bei ProSieben gearbeitet habe, habe ich hinter den Kulissen eines meiner versteckten Talente entdeckt: Ich kann einfach sehr gut schummeln. Den Ausschnitt noch schnell am Körper festkleben, einen etwas zu flachen Hintern mit Push-up-Pads runder machen, zu große Schuhe mit Watte ausstopfen und so weiter ... Alleine darüber könnte ich ein ganzes Buch schreiben. Aber ich möchte lieber Frauen Tipps geben, wie sie schnell und einfach schön sein können. So, wie die vielen TV-Stars, Models und Moderatorinnen. Wir Frauen, wir müssen zusammenhalten, deshalb ist dieses Buch auch ausschließlich für Frauen gedacht. Die Männer sollten davon am besten gar nichts mitbekommen. Einverstanden? Okay. Los geht's!

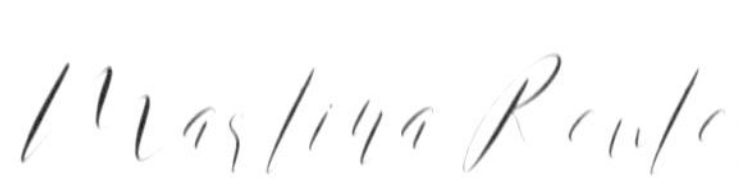

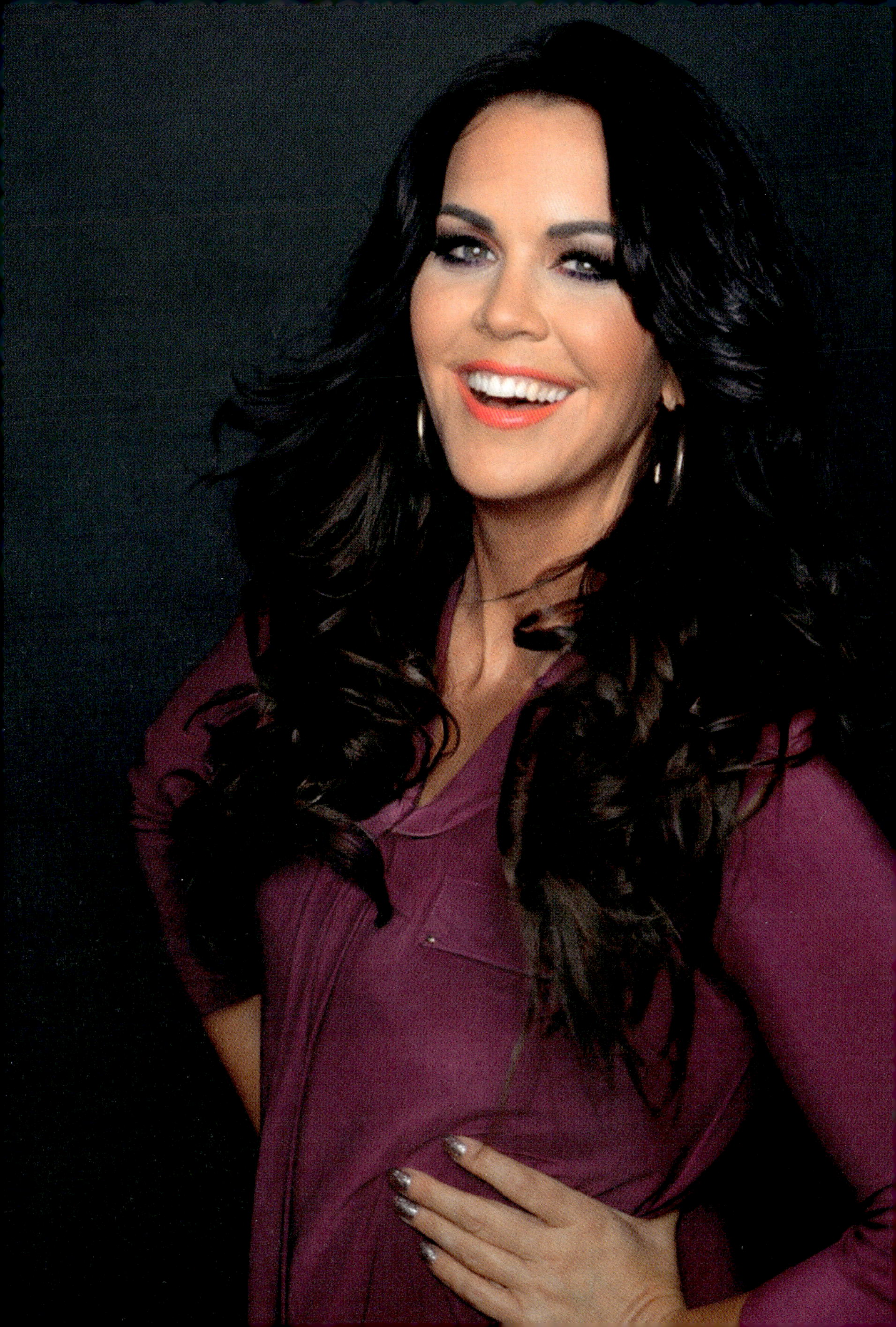

SCHNELLE TIPPS AUS DER STYLING-TRICKKISTE

Ich arbeite seit über zwanzig Jahren in der TV-Welt und habe mittlerweile (fast) alle Tricks gesehen, die es in der Modewelt so gibt, denn bevor eine Fernsehsendung aufgezeichnet wird, weiß man nie, ob das Material, mit dem man es zu tun bekommt, sehr hochwertig sein wird, oder ob der Schnitt wirklich passt. Was man also im Fernsehen wirklich lernt, ist, mit den Materialien umzugehen, die man zur Verfügung hat. Mein Tipp lautet deshalb: Traut euch an die Kleidungsstücke ran, die ihr schon zu Hause habt – man braucht nämlich gar nicht so viel, um seine alten Klamotten aufzuwerten.

- Nie ohne mein doppelseitiges Klebeband

Ohne mein transparentes doppelseitiges Klebeband geht bei mir gar nichts. Das gibt es in jedem Baumarkt oder Supermarkt zu kaufen, und es kann Leben retten. Achtung, es gibt davon unterschiedliche Stärken, greift also lieber nur zum mittelstarken Klebeband, nicht, dass ihr es nicht mehr abbekommt. Wichtig ist, dass das Klebeband durchsichtig ist, und es sollte eher breit als schmal sein. Immer, wenn ein Stoff zu labbrig ist, der Ausschnitt hängt oder die Spaghettiträger schnell verrutschen, schneide ich ein kleines Stück davon ab und fixiere damit den Stoff auf der Haut. Das funktioniert wunderbar, denn das Klebeband klebt überall dort, wo man es braucht, und ist auch noch durchsichtig. Den Klebeband-Trick wende ich am liebsten im Sommer an, wenn ich tief ausgeschnittene Kleider trage. Busenblitzer gibt es damit bestimmt nicht mehr, versprochen!

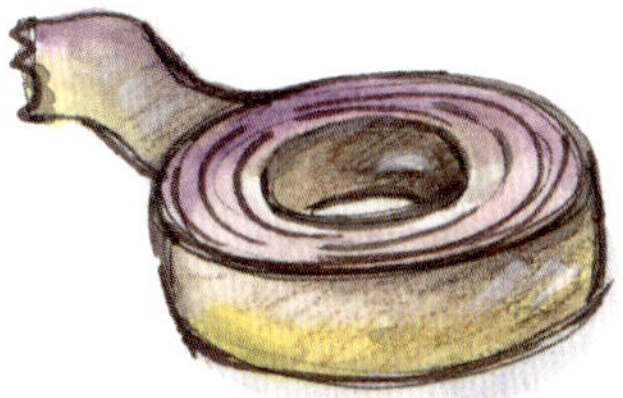

- Schönheit muss wehtun?

Ihr kennt das, oder? Wenn euch ein Schuh gefällt, wollt ihr diesen um jeden Preis tragen, auch wenn er furchtbar wehtut, zu groß ist oder ihr bei jedem zweiten Schritt fast auf der Nase landet. Die Schuhe weggeben? Keine Option. Und auch nicht notwendig: Bei extrem rutschigen Schuhen fixiert ihr einfach ein Klebeband unter der Sohle.
Das fühlt sich anfangs vielleicht etwas komisch an, wirkt aber Wunder. Bei spitzen Stilettos, die euch etwas zu groß sind, stopft ihr einfach vorne etwas Watte in die Spitze, dann bleibt alles schön in Form und trägt sich angenehmer. Und bei buckelharten Lederschuhen raue ich die Innenseite immer minimal mit einer Nagelfeile auf. Voilà: Keine Blasen mehr an Ferse und Rist. Kleine Tipps,
große Wirkung!

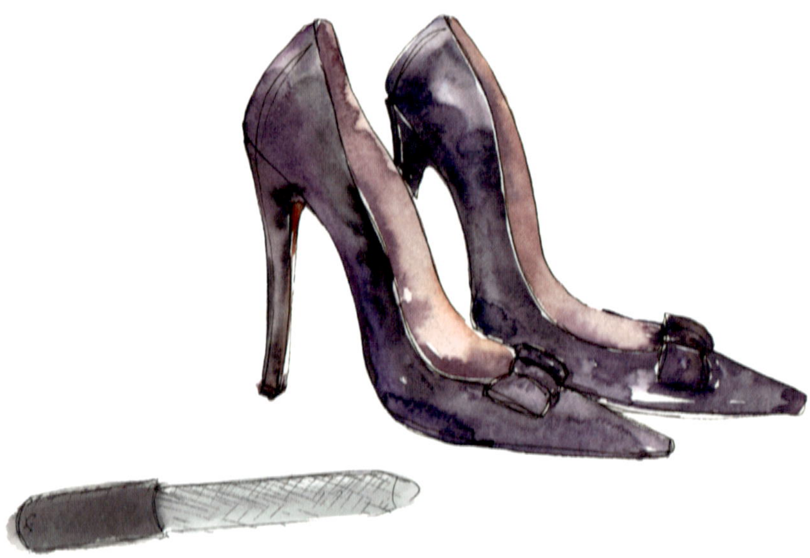

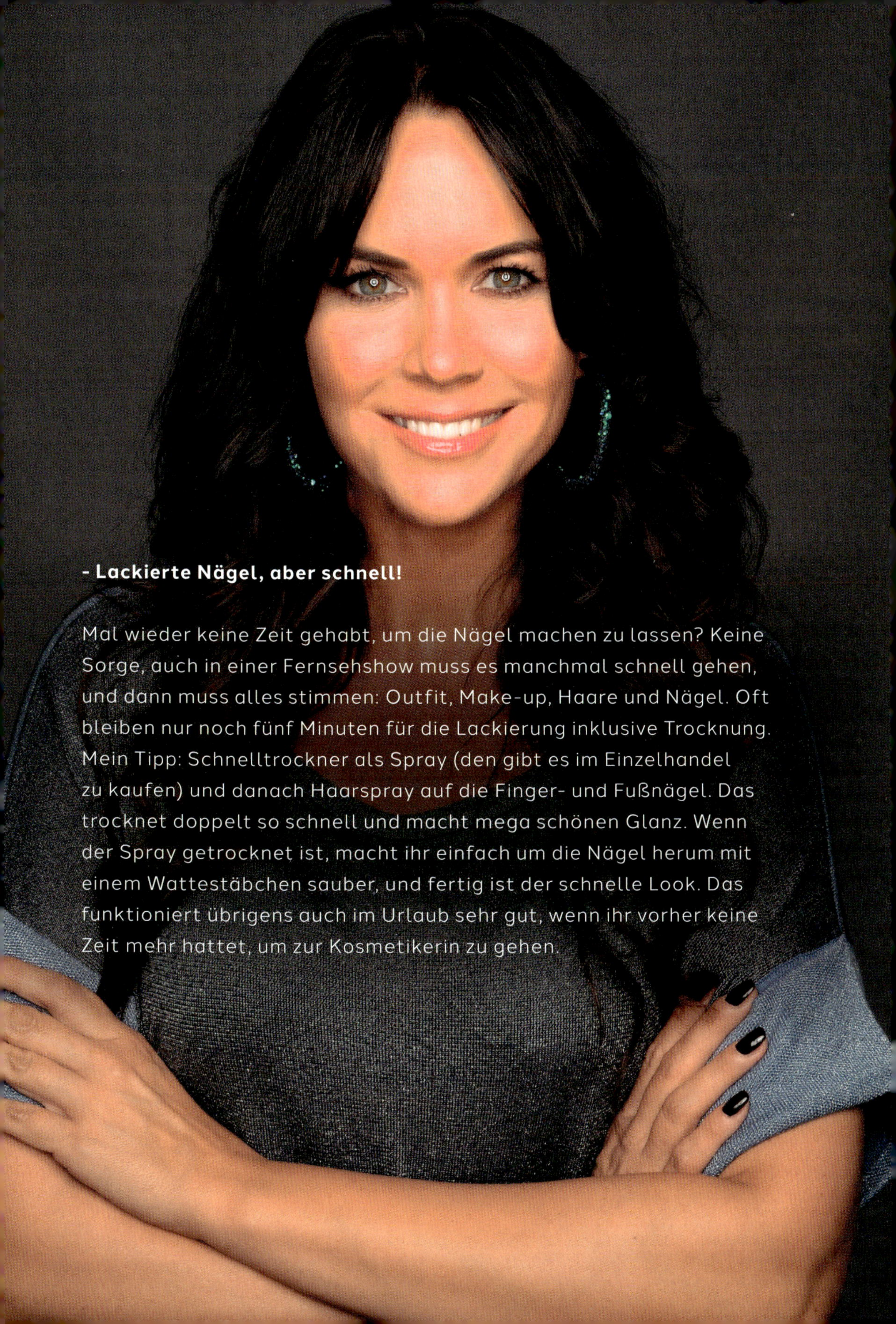

- Lackierte Nägel, aber schnell!

Mal wieder keine Zeit gehabt, um die Nägel machen zu lassen? Keine Sorge, auch in einer Fernsehshow muss es manchmal schnell gehen, und dann muss alles stimmen: Outfit, Make-up, Haare und Nägel. Oft bleiben nur noch fünf Minuten für die Lackierung inklusive Trocknung. Mein Tipp: Schnelltrockner als Spray (den gibt es im Einzelhandel zu kaufen) und danach Haarspray auf die Finger- und Fußnägel. Das trocknet doppelt so schnell und macht mega schönen Glanz. Wenn der Spray getrocknet ist, macht ihr einfach um die Nägel herum mit einem Wattestäbchen sauber, und fertig ist der schnelle Look. Das funktioniert übrigens auch im Urlaub sehr gut, wenn ihr vorher keine Zeit mehr hattet, um zur Kosmetikerin zu gehen.

-Haarspray gegen statisch aufgeladenen Kleidung

Ihr habt euch eine neue Bluse oder ein schönes leichtes Sommerkleid gekauft, aber jetzt klebt das ganze Outfit durch das viele Polyester, das in den meisten Materialien steckt, nur ganz ungünstig am Körper. Ein schreckliches Gefühl! Haarspray kann euch auch in dieser Situation helfen: Sprüht ihn einfach kräftig unter den Stoff auf die nackte Haut oder auf Strumpfhose und Unterleiberl – sofort ist die statische Aufladung verschwunden. Verwendet aber am besten einen geruchlosen Haarspray. Oder wollt ihr den ganzen Tag nach Drei-Wetter-Taft riechen?

-Shape it, Baby!

Ein schönes Abendkleid, ein knallenger Overall. Coole Outfits, die uns normale Frauen aber leider immer breiter und üppiger aussehen lassen, als wir wirklich sind. Auch so ein Problem, das wir aus dem Fernsehen kennen: Die Kameras legen bei jedem Menschen nochmal etwas Gewicht drauf. Die Antwort der Moderatorinnen und – Achtung – auch Moderatoren: Shapewear, also formende Unterwäsche. Die rückt alles dorthin, wo es sein soll, und kann uns um ein bis zwei Konfektionsgrößen schlanker machen.
Aber aufgepasst: Egal ob Body oder Top, Shapewear sollte immer von unten nach oben angezogen werden. Außerdem müsst ihr alles vorher dorthin richten, wo ihr es haben wollt: Also den Busen mittig nach oben und den Popsch eine Etage höher ziehen. Außerdem sollte die Shapewear, die ihr kauft, immer einen Gummibund als Abschluss haben, dann verrutscht euch auch kein Top mehr.
Übrigens: Auch Männer lieben Shape-shirts, vor allem Nachrichtensprecher tragen sie gerne unter ihren Hemden. Wer braucht Diäten, wenn es Shapewear gibt?

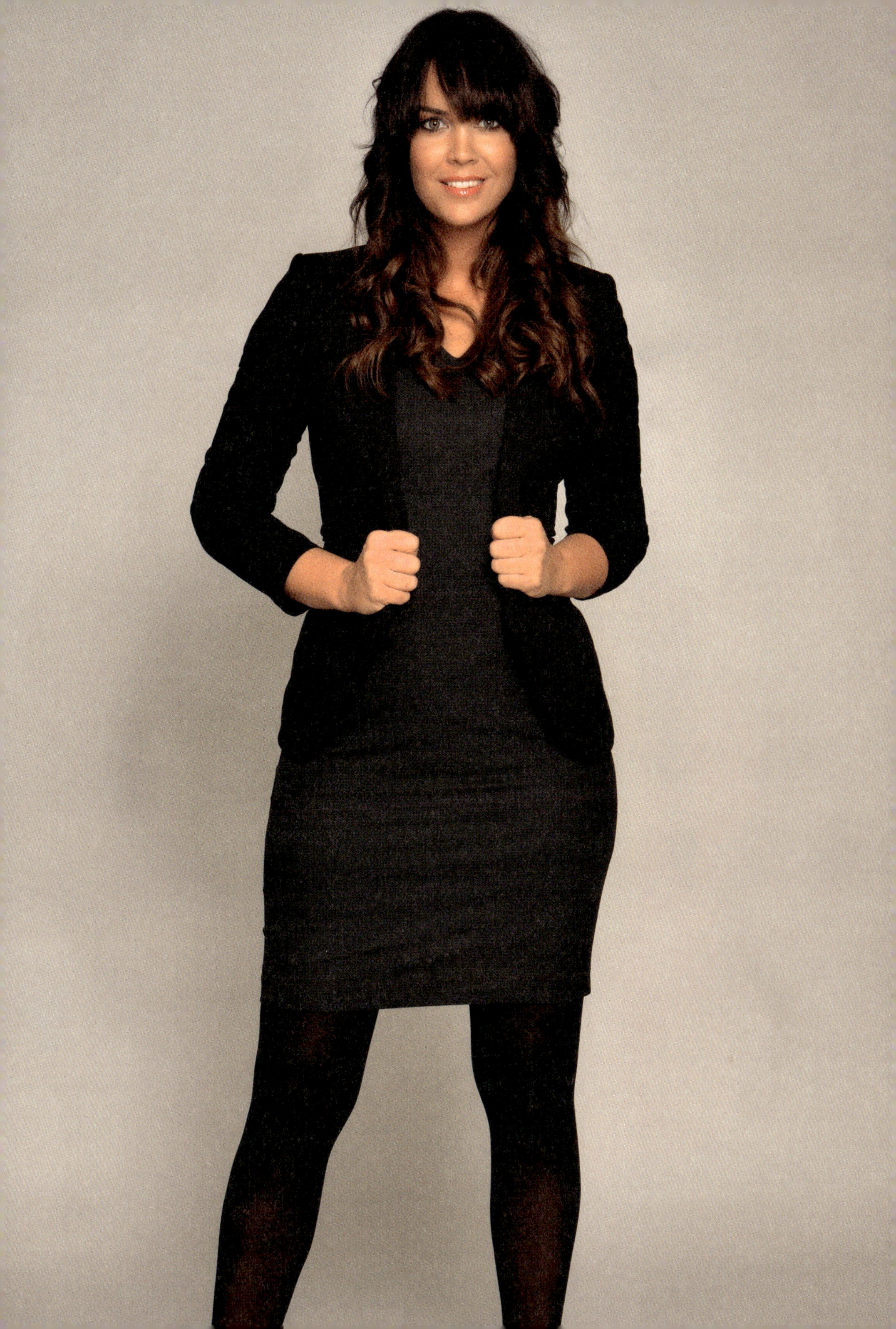

-Geruchlos durch den Tag

Damit es im Fernsehen keine unschönen Schweißflecken gibt, werden oft sogenannte Schweißblätter benutzt. Das ist stark saugfähiger Stoff in Form von einem Blatt, der im Kleidungsstück direkt an der Achselnaht eingenäht wird. Wie oft habe ich die Dinger beim Fernsehen eingenäht, rausgelöst, gewaschen und wieder eingenäht! Zu Beginn meiner Karriere war ich nämlich als Assistentin im Styling-Bereich bei N24, einem großen deutschen Nachrichtensender, tätig und für die Reinigung, sprich die tägliche Wäsche der Moderatoren-Outfits, zuständig.
Damals habe ich am Geruch – ich weiß, das hört sich eklig an – erkennen können, welcher Moderator welches Hemd getragen hat. Das war kein Zustand, also musste etwas her. Die Lösung: Teebaumöl-Puder. Das wirkt nicht nur unter den Achseln Wunder, sondern auch direkt an den Kleidungsstücken, vor allem bei Kunstfaser, die immer schnell zu riechen beginnt. Im Gegensatz zu herkömmlichem Deo macht Teebaumöl-Puder keine weißen Flecken, wird natürlich hergestellt und riecht auch noch neutral. Gerade wenn man jemand ist, der sehr schnell schwitzt, ist Teebaumöl-Puder also ein angenehmer Begleiter durch den Tag. Zu kaufen gibt es das Wundermittel im Reformhaus oder in der Apotheke – ich würde es ja im Sommer am liebsten jedem verschreiben.

-Schweißblätter gegen Flecken

Auch ganz ohne Teebaumöl-Puder können Schweißblätter aber Wunder wirken. Die gibt es überall zu kaufen, oft haben sie sogar ein Klebeband, sodass man sie gar nicht mehr einnähen muss. Die Blätter saugen Schweiß auf, und man kann sie ganz einfach in der Waschmaschine waschen und immer wieder verwenden. Im Fernsehen gibt es nichts Schlimmeres, als wenn auf einer Bluse oder einem Hemd Schweißflecken zu sehen sind. Aber seien wir mal ehrlich, auch im echten Leben kann man darauf verzichten. Also, wenn ihr viel schwitzt, egal ob im Sommer oder Winter, ran an die Schweißblätter, dann passiert kein Malheur mehr auf der Bluse oder dem Hemd.

-Wäsche ist wichtig!

Jeder kennt diesen Anblick: eine schöne Frau, ein wunderbares Kleid – und dann die falsche Wäsche darunter! Man möchte es nicht glauben, aber dieses kleine Stück Stoff kann einen Look total vermiesen. Im Sender war ich deshalb immer die Dessous-Beauftragte für Moderatorinnen und – ja – auch Moderatoren. Das Wichtigste, was ich dabei gelernt habe ist: Vergesst Nähte! Keiner möchte im Fernsehen Nähte sehen, und im echten Leben schon gar nicht. Nähte sind nämlich echte Selbstdarsteller, die drängen sich immer in den Mittelpunkt. Achtet deshalb darauf, hautfarbene Seamless-Wäsche, also nahtlos verarbeitete Unterwäsche, zu tragen. Dadurch, dass die Kanten geschnitten und verklebt werden, liegen die Kleider sensationell schön über der Wäsche. Vergesst Spitze, ganz glatte Materialien für Mann und Frau sind angesagt!
Die Profis unter euch können gerne auch noch gemoldete Cups verwenden. Das sind vorgeformte BH-Schalen, die mit einem sehr fest gewobenen Gitter namens Mesh unterstützt werden. Dadurch wird alles perfekt zusammengehalten, und es zeichnet sich nichts mehr ab – weder im Fernsehen noch im Alltag.

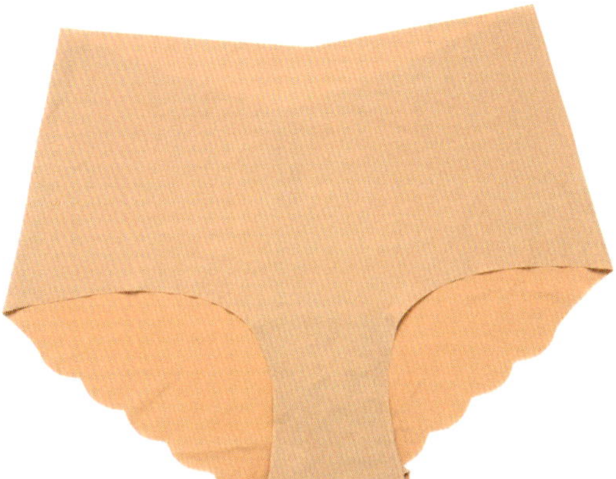

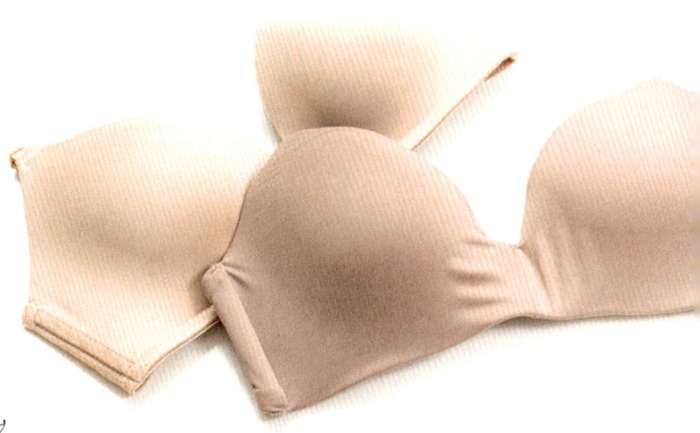

-Ein perfektes Dekolleté

Ihr tragt ein Abendkleid oder ein Oberteil mit einem großen Ausschnitt und möchtet euer Dekolleté, egal ob groß oder klein, etwas mehr in Szene setzen? Das geht ganz einfach: Ihr nehmt einfach Bräunungs- oder Konturpuder und setzt in der Mitte eine leicht dunkle Linie. Der künstliche Kontrast lässt euer Dekolleté gleich viel kurviger, viel weiblicher erscheinen. Im Fernsehen wird sehr oft auch noch ein Glanz- oder Glitzerspray darüber gesprüht, der lässt das Ganze noch viel knackiger und schöner aussehen.
Wenn ihr eine sehr große Oberweite habt, tragt über das ganze Dekolleté Glanz- oder Schimmerpuder auf, das lässt eure Oberweite ebenmäßiger und feiner aussehen und verkleinert sie dadurch optisch. Um das ebenmäßige Auftragen zu erleichtern, könnt ihr das Puder mit einer Körpercreme vermischen, dann gelingt es ganz bestimmt.

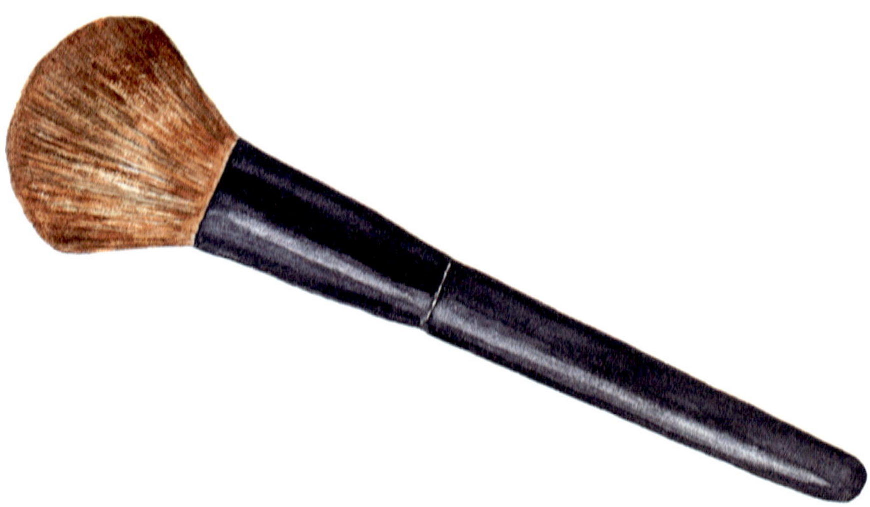

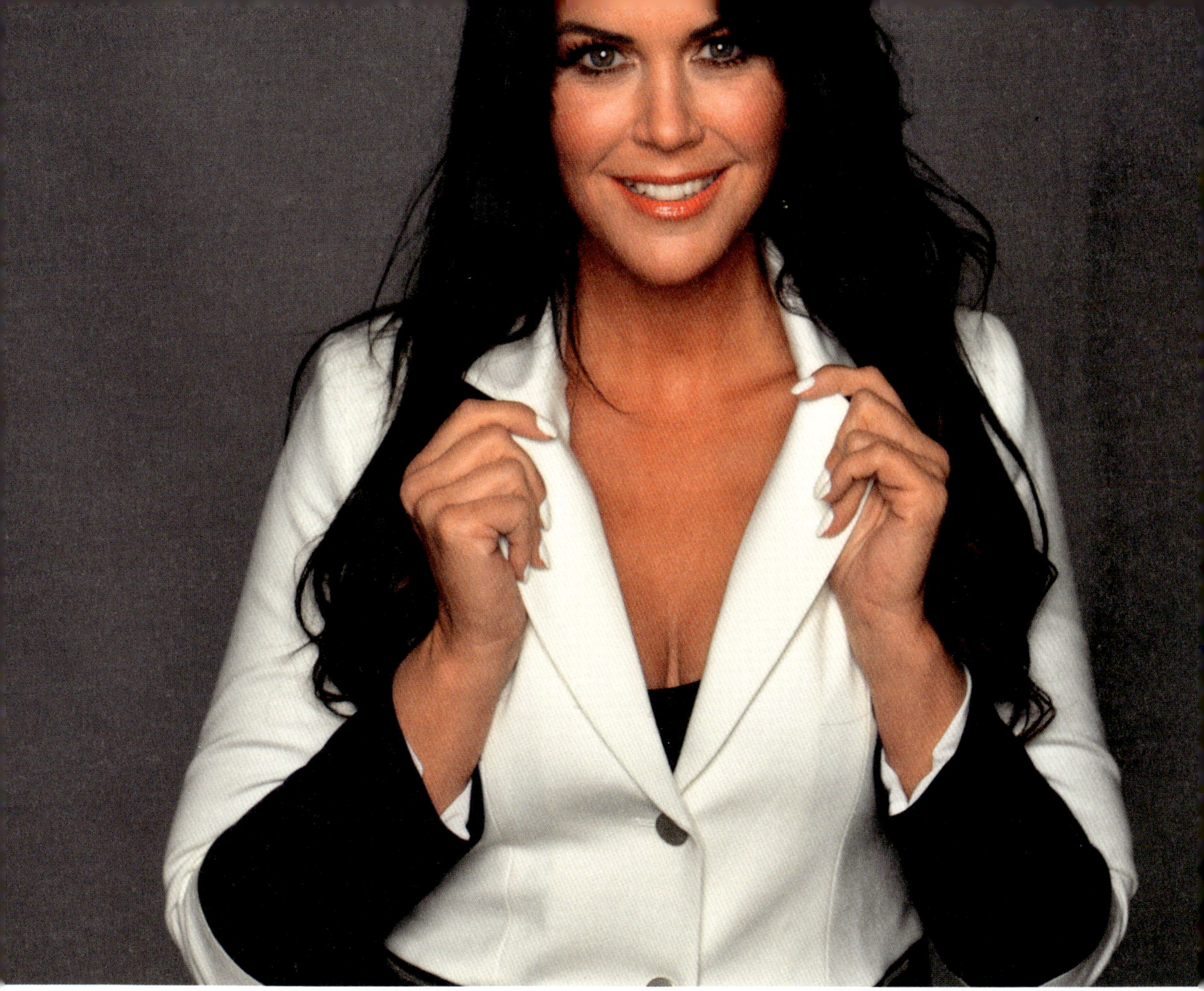

-Gummiband statt Gürtel

Gürtel sind ja so eine Sache. Man kann mit ihnen etwas hochstecken, einklappen, kaschieren, drapieren. Aber nicht immer möchte man den Gürtel auch zeigen. Wenn das der Fall ist, kann man ihn ganz einfach unter einem Kleid tragen. Oder aber man verwendet gleich ein Gummiband, das man unter dem Kleid anzieht. Im Fernsehen verwendet man oft Gummibänder, die fest wie ein Kreis zusammengenäht sind. Da schlüpft man rein und kann dann das Kleid reinstopfen, damit es anders fällt. Der Trick funktioniert super, und das Gummiband unter dem Kleid ist bequemer als die meisten Gürtel.

-Die Länge macht's

Im Fernsehen gibt es eine goldene Regel: Die Mode, die man trägt, muss immer die Knie bedecken. Miniröcke und Hotpants werden eigentlich nicht getragen, denn man darf nicht vergessen: Im Fernsehen sieht man immer so aus, als hätte man fünf Kilo mehr. Als Stylistin achte ich also darauf, dass Kleider, Röcke und Hosen mindestens die Midi-Länge haben, also unterhalb des Knies enden. Egal welche Körpergröße man hat, so wirkt man immer stilsicher und gepflegt. Außerdem sehen die Unterschenkel auch einfach gleich viel besser aus. Mein Tipp lautet also: Wenn ihr nicht gerade am Strand von Ibiza seid, ist knieumspielend oder sogar etwas länger immer die richtige Länge.

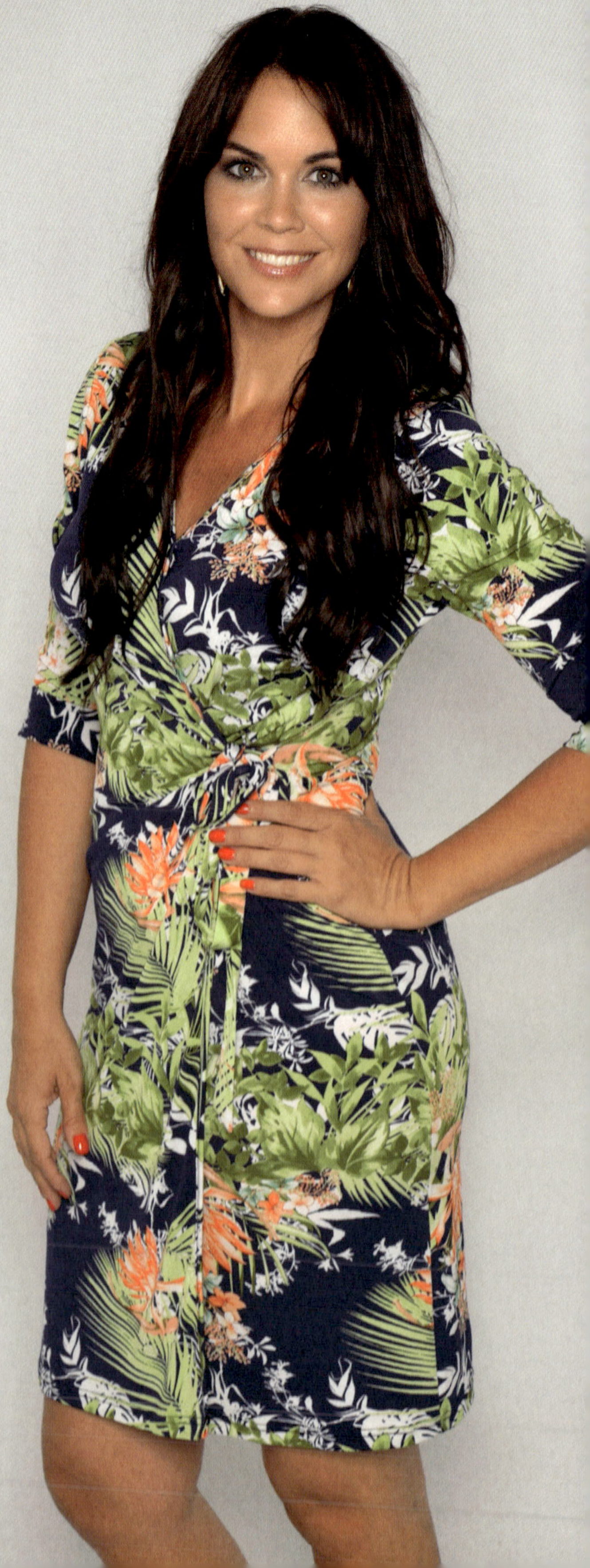

-Strumpfhose zum Sprühen

Kennt ihr das, wenn die Strumpfhose etwas zu klein oder zu groß ist und ständig verrutscht? Oder beim ersten Tragen Laufmaschen oder Löcher bekommt? Mein Tipp: Keine ist besser als eine. Lasst die lästigen Nylonstrümpfe einfach weg, und besorgt euch Strumpfhosen zum Aufsprühen. Der Spray sieht eigentlich aus wie Selbstbräuner, macht aber im Gegensatz zu diesem keine Flecken und zaubert wunderbar ebenmäßige Haut. Das sieht aus, als würde man eine sehr dünne Nylonstrumpfhose tragen, hat aber den großen Vorteil, dass fleckige Beine besser kaschiert werden. Außerdem wirkt der ebenmäßige Teint, der dadurch entsteht, gleichzeitig auch verschlankend.
Foto Beine Reuter?

-**Selbstbräuner für einen frischeren Teint**

Wenn ihr bei einem wichtigen Termin besonders gut aussehen wollt, gebt einfach am Abend davor einen Hauch Selbstbräuner in eure Nachtpflege. Übertreibt es aber nicht, nehmt wirklich nur ganz wenig. Am nächsten Tag werdet ihr viel frischer und erholter aussehen, versprochen. Denselben Trick könnt ihr natürlich auch mit eurer Tagespflege anwenden, wenn ihr euch etwas müde und blass fühlt. Einfach einen Hauch Selbstbräuner in die Pflege mischen, dann seht ihr immer aus, als würdet ihr gerade frisch aus dem Urlaub kommen.

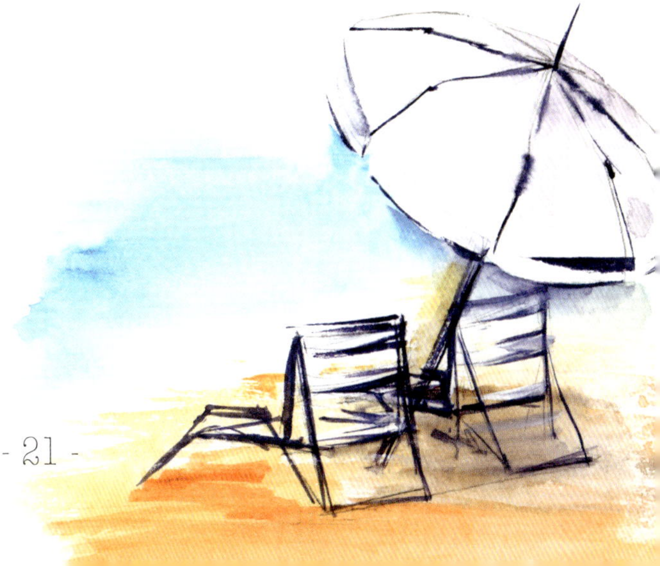

-Mehr Volumen für die Lippen

Egal ob ihr volle oder schmale Lippen habt: Ein etwas hellerer Glanz auf dem Lippenherz, also der obersten Stelle, lässt die Lippen viel voluminöser und schöner geformt wirken.
Für diesen Effekt zieht ihr zuerst die Oberlippenlinie mit einem hautfarbenen oder weißen Lippenkonturenstift nach und tragt dann am obersten Punkt der Lippen einen hellen Schimmerlidschatten auf.
Danach verschmiert ihre alles ein bisschen mit einem Wattepad – und fertig ist die Lippenvergrößerung.

1) Oberlippenlinie mit einem hellen Lippenkonturenstift nachziehen:

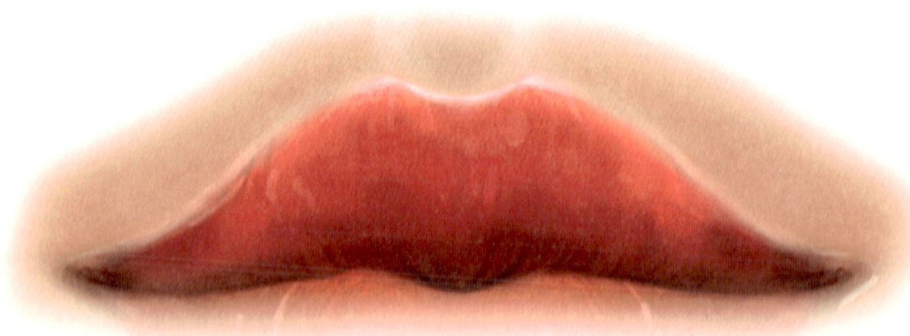

2) Tragt dann am obersten Punkt der Lippen einen hellen Schimmerlidschatten auf:

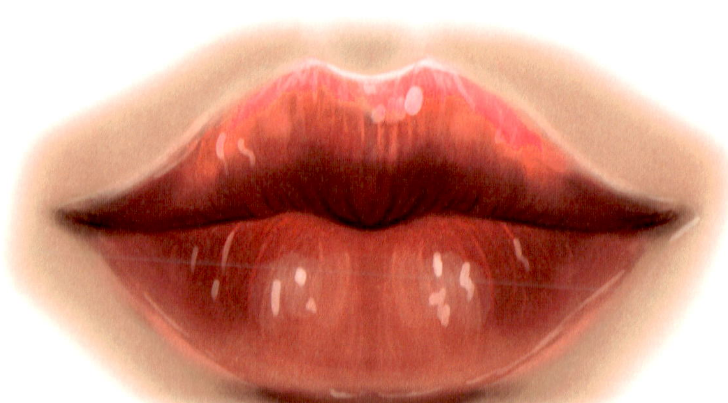

-Ein Leben ohne Rouge ist möglich, aber sinnlos

Ich verwende immer sehr hochpigmentiertes, farbintensives Rouge, erdbeerrot oder eigentlich fast schon himbeerfarben. Das trage ich an der höchsten Stelle meiner Wangen auf – falls ihr dabei unsicher seid: Das ist dort, wo ihr als Erstes einen Sonnenbrand bekommt. Ich benutze mein Rouge aber sehr gerne auch als Lidschatten, denn es hat eine tolle Farbe und bringt die Augenfarbe viel besser zur Geltung. Das glaubt ihr mir jetzt wahrscheinlich nicht, aber oft habe ich wirklich nur Rouge und schminke mich komplett damit. Beim Fernsehen muss man ja sowieso immer etwas stärker geschminkt sein, aber auch im Alltag reicht mir oft das Rouge, da verwende ich dann eben nur einen Hauch. Damit sieht man immer frisch und ausgeschlafen aus, und außerdem passt es zu jedem Hauttyp und jeder Hautfarbe. Also: Kauft Rouge am besten in hochpigmentierter Form, und verwendet es gerne auch im ganzen Gesicht.

Erdbeerrot

Pfirsich

Kirschrot

Himbeerrot

-Augenbrauen rahmen das Gesicht

Die Augenbrauen sind für den Gesamteindruck oft wichtiger, als man glauben würde, denn sie geben dem Gesicht einen Rahmen. Wenn sie störrisch sind, gebt ihr einfach ein bisschen Haarspray auf eine Zahnbürste und bringt sie damit in Form, dann seht ihr immer top gestylt aus. Es gibt heute auch Augenbrauen-Mascara, mit der ihr die Augenbrauen färben könnt, wenn ihr schon weiße Haare habt, oder auch Löcher füllen könnt. Ich mache das immer mit einem Augenbrauen-Puder. Aber Achtung beim Färben: Macht die Augenbrauen auf keinen Fall zu dunkel. Mein Tipp: Immer einen Farbton heller als die Haare.

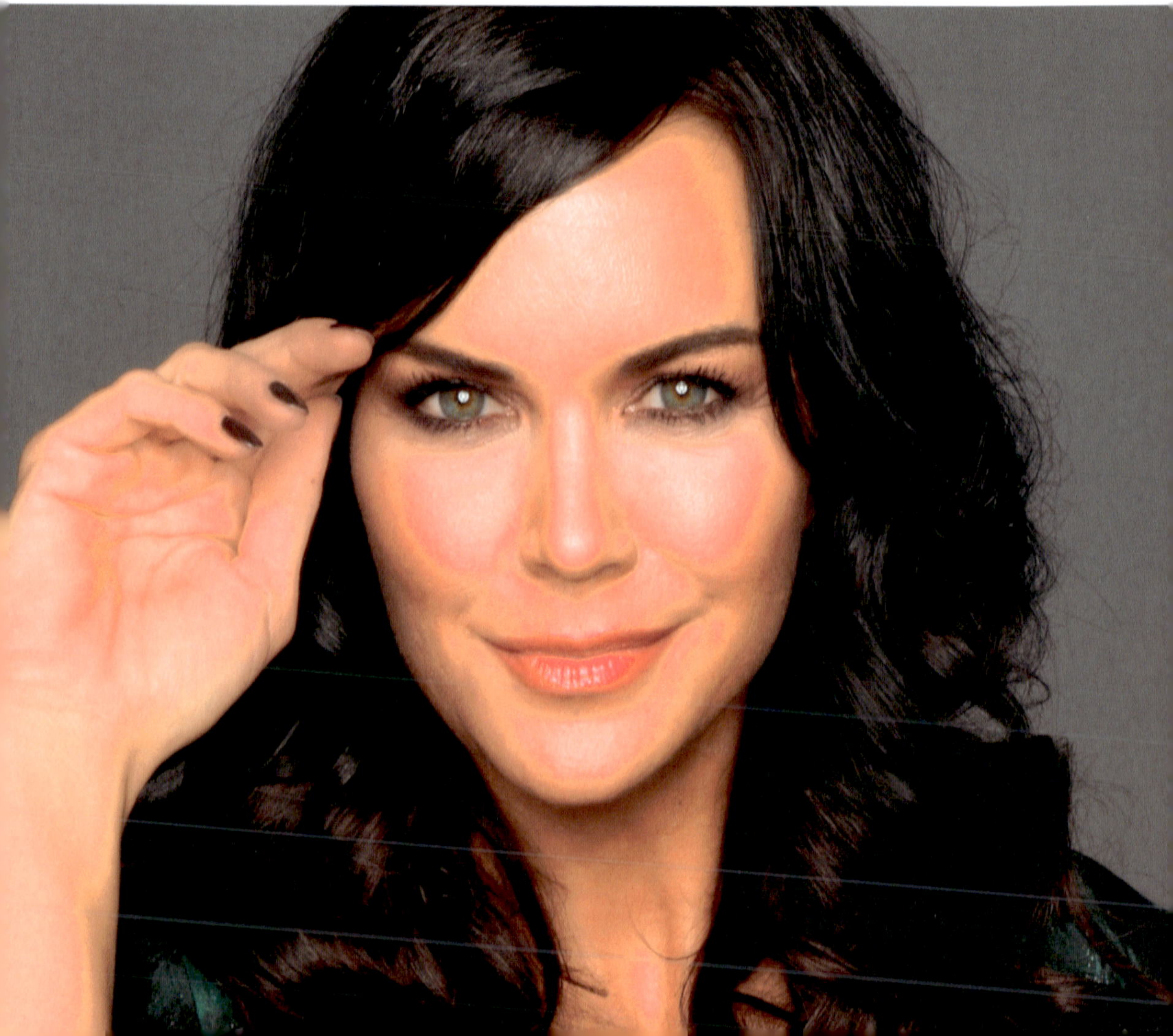

STYLING-
TIPPS FÜR
GUTE
LAUNE

-Kraftvolles Auftreten mit Rot und Pink

In den 80er- und 90er-Jahren gab es in der Modewelt eine Entwicklung, die zunächst auf Unverständnis stieß: das sogenannte Colour-Blocking, bei dem man knallige Farben miteinander kombiniert. Rot mit Pink, Rot mit Orange, das macht man doch nicht!? Ich finde schon, denn eigentlich funktionieren diese Farben perfekt miteinander. Sie symbolisieren nicht nur Power, Kraft und Leidenschaft, sondern lassen eine Frau auch noch richtig weiblich erscheinen. Außerdem sind sie der perfekte Stimmungsbooster: Wenn man in der Früh aufsteht, schlechte Laune hat, die Haare kreuz und quer zu Berge stehen, dann ist Rot in Kombination mit Pink einfach die beste Wahl. Egal ob blond, schwarzhaarig, braunhaarig, groß oder klein, alt oder jung, wichtig ist nur, dass man sich auf eine Farbe konzentriert, also hauptsächlich Rot oder Pink anzieht, und dann nur ein bisschen was von der anderen Farbe dazustylt. Mögliche Kombinationen sind zum Beispiel eine rote Hose, eine rote Bluse und ein pinker Gürtel oder eine pinke Tasche. Oder eine pinke Tunika mit einer roten Hose. Die Stoffe sollten aber unbedingt einfarbig sein und keine auffälligen Muster haben, sonst wird der Mix zu wild. Eines kann ich euch garantieren: Auch die Stimmung eures Gegenübers, egal ob Mann oder Frau, wird sich heben, weil diese Farben sehr positiv auf Menschen wirken, das ist sogar wissenschaftlich nachgewiesen. Also: Wenn euch ein grauer, anstrengender und mühsamer Tag bevorsteht, setzt auf Rot-Pink und ihr habt im Handumdrehen eine viel bessere Ausstrahlung!

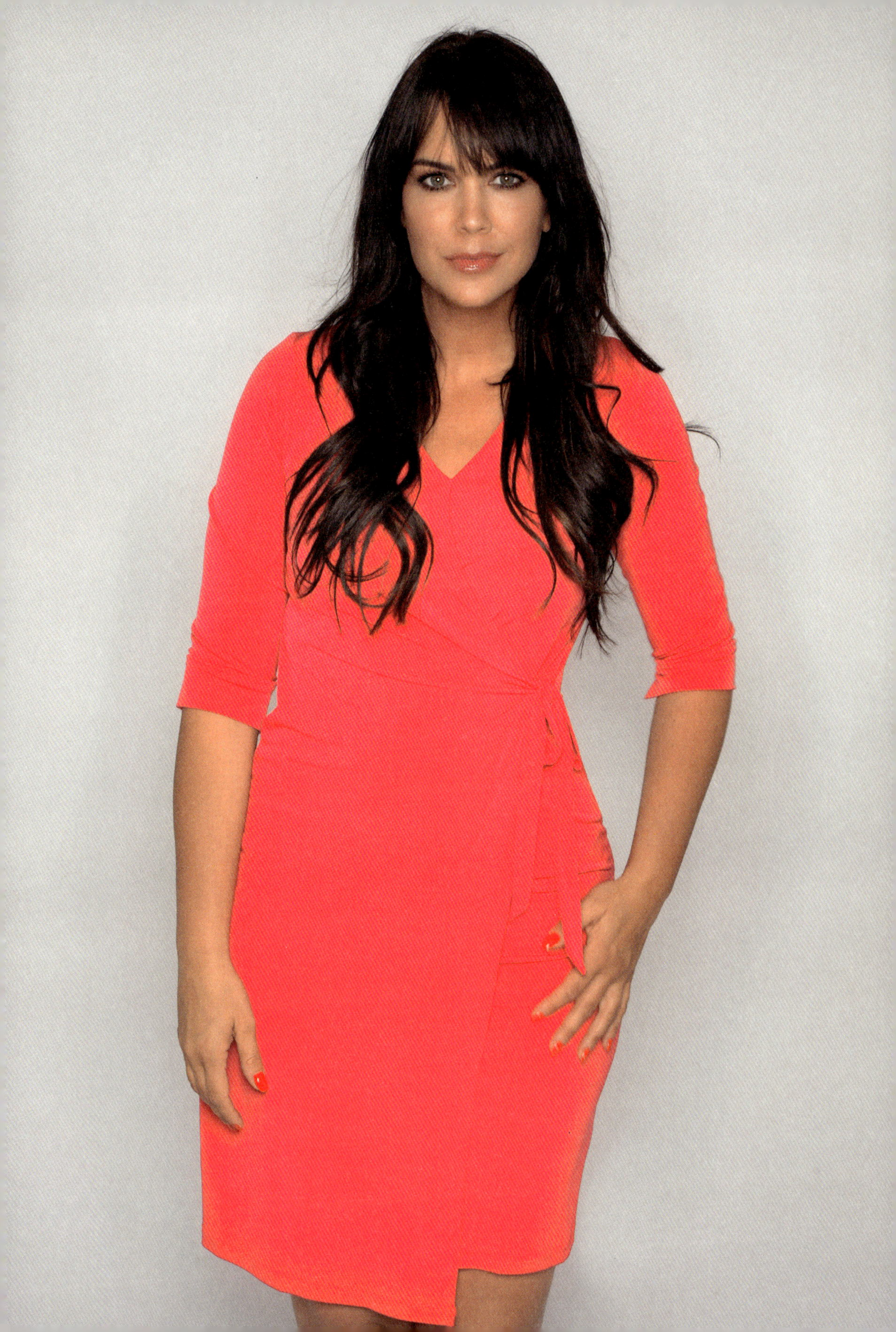

-Finger weg von Knitterfalten!

Es soll ja diese Frauen geben, die gerne bügeln. Zu denen gehöre ich absolut nicht. Als Schülerin in der Modeschule Michelbeuern hatte ich als Schulfach Bügeln. Eine absolute Katastrophe. Einmal die Woche musste ich zwei Stunden lang bügeln und wurde dann auch noch mit einer Note dafür bewertet. Ich hatte zwar immer einen Einser, aber nicht weil mir das Bügeln so viel Spaß gemacht hätte. Schon damals habe ich Bügeln gehasst und mir sogar vorgenommen, später mal ein Material zu entwickeln, das nicht knittert – es ist doch wirklich zum aus der Haut Fahren, wenn ein Kleidungsstück gleich nachdem man es angezogen hat, schon wieder zerknittert ist.
Den bügelfreien Stoff habe ich dann zwar doch nicht erfunden, aber nur, weil ich etwas ganz Tolles gefunden habe: Elastan ist das Zauberwort. Sobald in einem Material Elastan ist, knittert es kaum noch. Auf knittrige Materialien verzichte ich mittlerweile komplett. Kein Leinen, kein steifer Baumwollstoff, Knitterfalten machen doch nur schlechte Laune. Man kennt das doch: Wenn man eine Person sieht, die ein total zerknittertes Outfit trägt, wirkt sich das gleich auf die Stimmung aus. Aber wenn die Mode, egal ob an einem 12-Stunden-Tag, ob man viel sitzt oder sich viel bewegt, immer schön fällt, hat man automatisch bessere Laune. Mein Tipp ist also, auf möglichst knitterfreie Stoffe zu setzen. Da Naturfasern am meisten knittern, achtet darauf, dass immer mindestens zwanzig Prozent Elastan beigemischt sind, oder ihr nehmt gleich Jersey, in beiden Fällen erspart ihr euch das Bügeln. Falls aber doch jemand von euch gerne bügelt, dann meldet euch doch bei mir. Dann überlege ich mir das mit den Naturfasern nochmal und bringe meine Bügelwäsche einfach vorbei.

-Die gute Hose

Zu breite Hüften, zu starke Oberschenkel, Reiterhosen ... Wie oft wir diese Wörter schon gehört und wie viele Sorgen wir uns wegen ihnen schon gemacht haben! Das muss aber nicht mehr sein, denn heute gibt es Shape-Hosen. Die sehen aus wie Radlerhosen, und man bekommt sie in vielen Dessousgeschäften in allen möglichen Farben. Beim Kauf solltet ihr darauf achten, dass am Oberschenkelabschluss innen ein Gummiband angebracht ist, damit die Hose beim Tragen nicht nach oben rutscht. Wenn ihr die Hosen taillenhoch tragt, sehen jeder Rock und jede Hose gleich doppelt so gut aus.

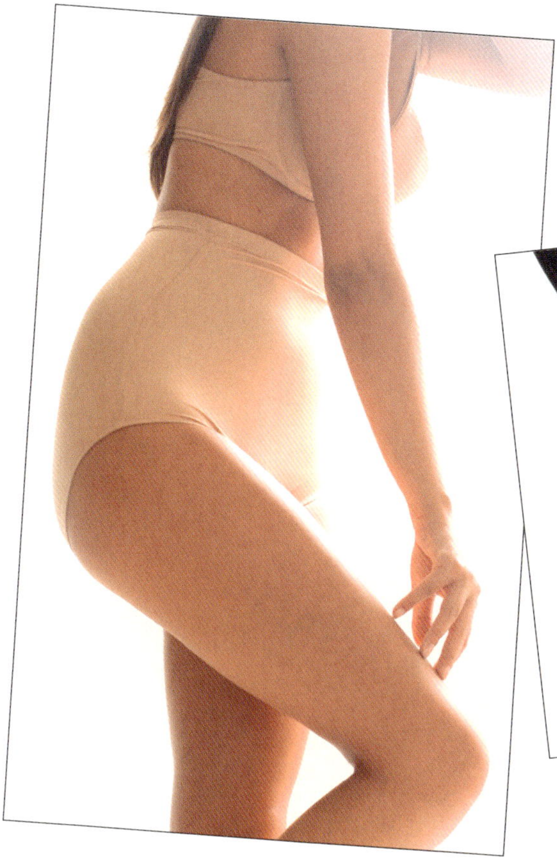

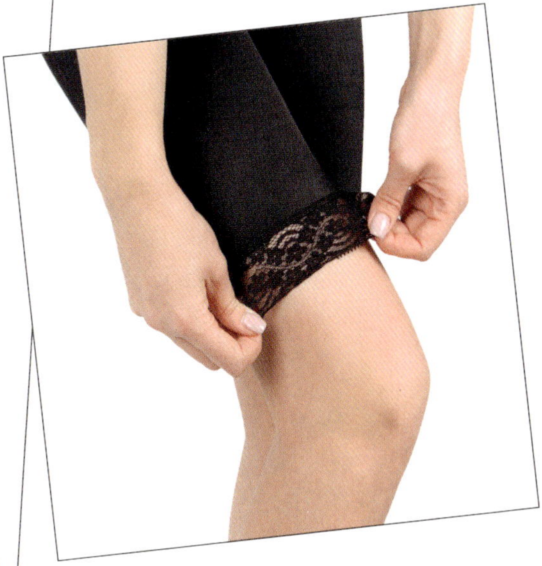

-Zauberwort Elastan

Die beste Laune haben wir normalerweise, wenn wir uns selbst gefallen. Das ist aber als Frau gar nicht so einfach, vor allem, wenn man als Gewichtspendlerin mal fünf Kilo mehr, mal fünf Kilo weniger hat. Wenn die Mode nicht mehr richtig sitzt oder die Klamotten plötzlich einengen, kann das für das Selbstwertgefühl katastrophal sein. Die Lösung? Wieder Elastan. Das Wort werdet ihr übrigens in diesem Buch noch häufiger lesen, denn ohne Elastan kann ich nicht mehr leben. Ich liebe Stretch. Denn Stretch ist geduldig und Stretch verzeiht. Für den besten Effekt sollte der Stretchanteil mindestens zwanzig bis dreißig Prozent des Gewebes ausmachen. Ich finde es zum Beispiel auch toll, dass Elastan mittlerweile auch bei Hosen verwendet wird. Abgesehen von Jeans, dem bockigsten Material, das wir überhaupt tragen können. Aber sogar bei Denim achtet man heute auch darauf, dass der Stoff einen hohen Elastananteil hat und somit weich ist.
Wenn nichts mehr einschnürt, ist auch die Laune gleich besser.
Ein zweiter riesiger Vorteil von Stoffen mit Elastan ist, dass auch die unschönen Dellen an Bauch und Oberschenkeln, die böse Cellulitis, verschwinden, denn die werden von dem Material einfach glatt gebügelt. Das könnte man übrigens auch den Männern mal stecken, denn nicht nur wir Frauen haben wackelige Pudding-Oberschenkel, auch die Männer sind vor Cellulitis nicht sicher. Nur dass die sie meistens am Bauch bekommen. Also: Elastan für alle! Mindestens zwanzig Prozent!

-Knackig, aber niemals nackig

Richtig gehört: Mode darf gerne auch mal knackig sitzen. Ob am Popsch, am Busen oder gleich am ganzen Körper, eng sitzende Kleidung macht einfach eine schöne Sanduhrfigur. Man muss nur darauf achten, dass die richtigen Körperteile betont werden. Das kriegt ihr mit einem speziellen Kleidungsstück hin, das unterhalb der Jeans oder des Oberteils getragen werden kann. Man kann sich das vorstellen wie ein ganz kurzes Schlauchkleid, das ihr einfach unter den eigentlichen Klamotten anzieht, damit die Mode knackiger und gerader anliegt. Das kann man in Dessous- oder auch allgemeinen Modegeschäften kaufen, denn im Prinzip ist das nichts anderes als ein Bandeau und kostet maximal fünf Euro. Wenn man das darunter anzieht, drückt sich garantiert nichts mehr durch, nicht der Schwimmreifen und auch nicht der Unterbauch.
Aber Achtung: Knackig, aber niemals nackig, also bitte die Bandeaus nicht alleine tragen – außer ihr seid 14 und habt eine super Slimfigur, aber ich glaube, aus dem Alter sind wir alle raus ...

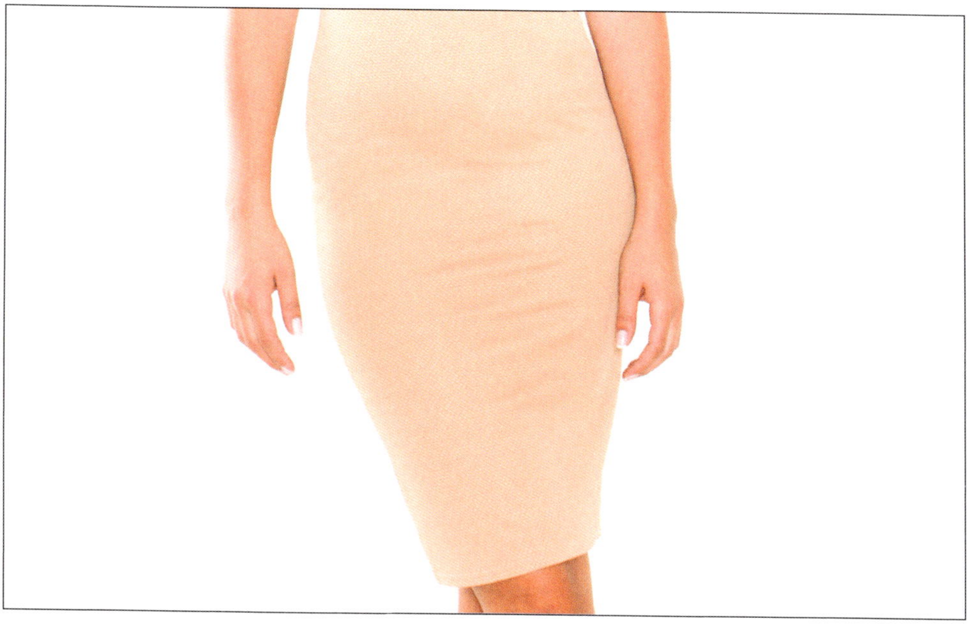

-Sympathie durch Rüschen und Volants

Ob man es glaubt oder nicht, Rüschen und Volants machen sympathisch. Rüschen am Ausschnitt, am Arm oder rund um die Taille ... Sobald man diesen lieblichen Stoff am Körper trägt, wirkt man automatisch fünf Jahre jünger und sieht viel weiblicher und freundlicher aus, denn Rüschen verspielen alles, was man nicht sehen möchte: den Schwimmreifen am Bauch oder die Schwabbeloberarme bei den einen, die fehlenden Kurven bei den anderen. All das kann einfach weggerüschelt werden. Besonders bei sehr androgynen Frauen können Rüschen an den richtigen Stellen eine weiblichere Figur machen. Volants am Oberteil sorgen für mehr Weiblichkeit und kaschieren. Und wer seine Beine dezent verstecken möchte, trägt Volants am Hosenende. Ich würde ja am liebsten jede Frau, die Rüschen trägt, abbusseln, weil sie so entzückend aussieht. Und das Beste daran: Rüschen kann man wirklich in jedem Alter tragen.

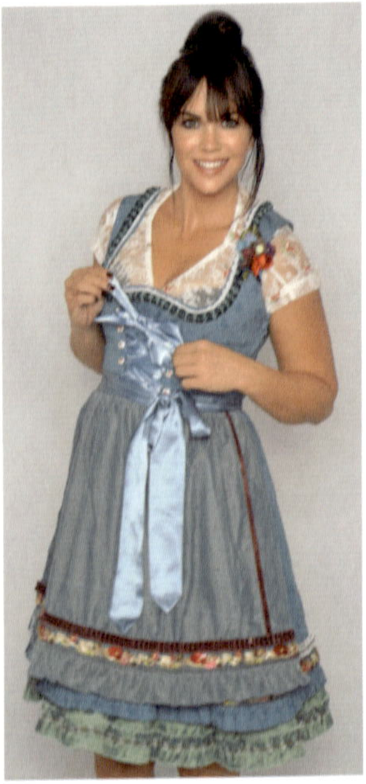

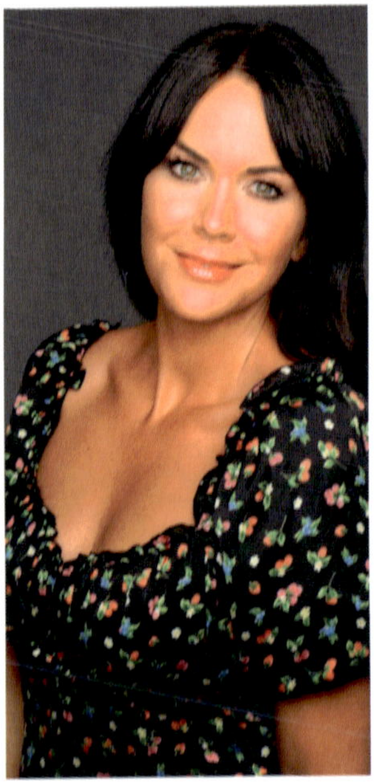

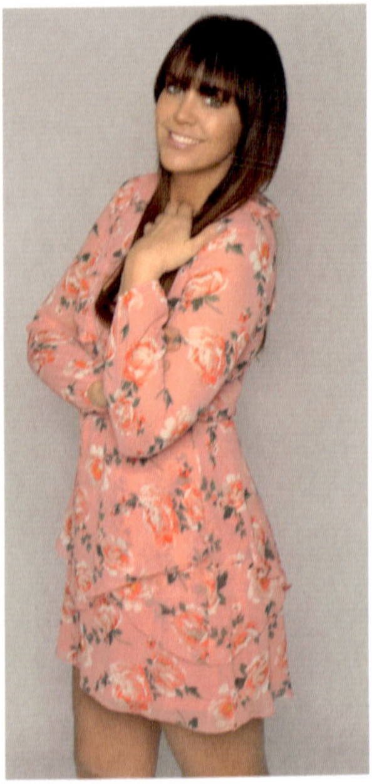

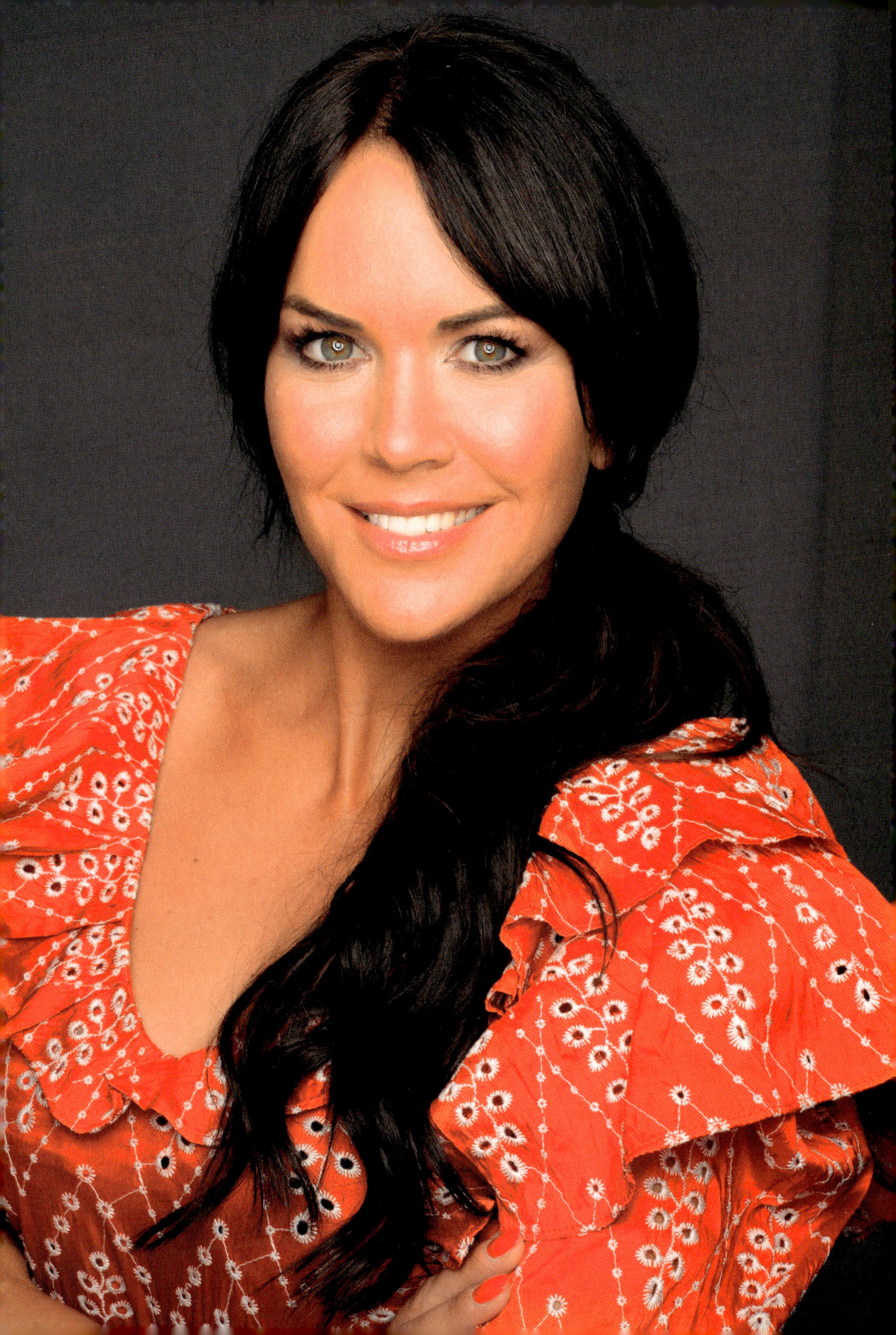

- Oversize für gute Laune

Wer sich in knackig anliegenden Klamotten unwohl fühlt, kann auf Oversize setzen, das war in den 80er-Jahren schon angesagt und ist heute eine super Möglichkeit, wenn man sich nicht eingeengt oder wie eine Presswurst fühlen möchte. Oversize heißt nicht, dass man zu große Kleidungsstücke kauft, sondern ist eine spezielle Art, Mode anzufertigen, bei der man mit mehr Stoff und Weite näht.
Der Riesenvorteil von Oversize-Mode ist, dass der Körper automatisch etwas schlanker wirkt, wenn die Kleidung großzügiger ist. Zum Beispiel können Frauen mit großen Oberarmen auf Oversize-Shirts mit einem größeren Armausschnitt setzen, dann wirken die Oberarme optisch gleich viel schlanker. Wenn ihr noch Probleme habt, euch an den Oversize-Look zu gewöhnen, probiert es doch einfach mal mit einem Oversize-Shirt. Dazu passen Leggings, Lederimitat-Hosen, aber auch Anzughosen, also Stoffhosen im klassischen Bundfaltenschnitt. Wenn ihr euch traut, könnt ihr auch noch einen Gürtel dazu kombinieren, dann sieht das Ganze gleich noch viel geformter aus. Egal ob man zwei oder drei Kilo zu viel hat, Oversize sieht immer toll aus – und wenn das nicht für gute Laune sorgt, was dann?

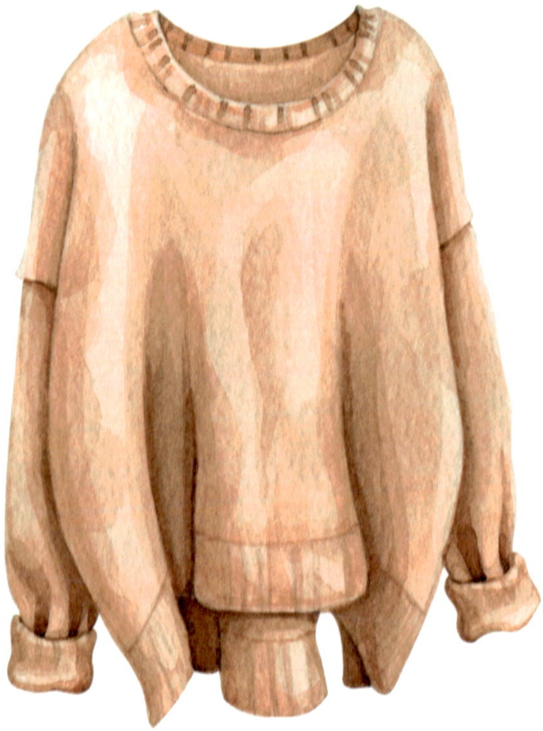

- Gelb gegen den Winterblues

Vergesst Johanniskraut, vergesst Depressionstabletten! Am besten hebt ihr eure Laune im Winter mit kräftigem Sonnengelb. Das Gerücht, dass Gelb nicht jeder Frau steht, hält sich hartnäckig. Dabei kommt es immer darauf an, welches Gelb wir verwenden. Blonde Frauen mit blassem Teint sollten eher auf stark orangestichiges Gelb setzen. Frauen mit dunklen oder grauen Haaren können auch richtig schönes Sonnengelb tragen. Ich selbst kann Gelb nur aus voller Überzeugung empfehlen. Gelb macht frisch und jung und sieht einfach zu jeder Jahreszeit toll aus. Zu sonnengeküsster Haut im Sommer ist es sowieso sensationell, aber auch im Winter zu blasser Haut ist es der Stimmungsaufheller schlechthin. Zu gelber Kleidung passt übrigens immer Goldschmuck. Gelb ist ein Verstärker für alles, was man dazu trägt: Große goldene Ohrringe, eine schöne goldene Statement-Kette – all das sieht mit Gelb kombiniert fabelhaft aus. Farblich könnt ihr außerdem Schwarz dazu tragen. Und wer richtig modisch ist, kombiniert Gelb mit Grau, das wirkt edel, erwachsen und selbstbewusst – und macht in jedem Fall gute Laune, denn Gelb ist der Partymacher unter den Farben!

- Grün beruhigt

Wer eher auf der Suche nach Beruhigung und Erholung ist, sollte auf Grün setzen, denn Grün ist eine magische Farbe, die auf das Gegenüber beschwichtigend wirkt. Bei Vorstellungsgesprächen oder brenzligen Terminen kann das richtig hilfreich sein. Nicht umsonst wird jeden Sommer ein anderes Grün richtig groß gefeiert: Grasgrün, Flaschengrün, Tannengrün, Jadegrün ... die Liste ist schier endlos. Am besten funktioniert Grün natürlich bei Personen, die grüne Augen haben, die kommen dann noch besser zur Geltung. Aber Grün steht auch allen, die eine andere Augenfarbe haben, einfach fabelhaft. Probiert es doch einfach einmal aus: Eine grüne Jacke, ein grünes Kleid, eine grüne Tunika – kombiniert das doch einfach mal dazu, das sieht immer toll aus, versprochen! Mein Tipp für Mode-Einsteigerinnen: Beginnt mit Unifarben und kombiniert Cognac, also einen richtig satten Braunton, dazu. Das sieht edel aus und ist eine neue Farbkonstellation, die noch nicht sehr oft getragen wird, aber wirklich toll aussieht.

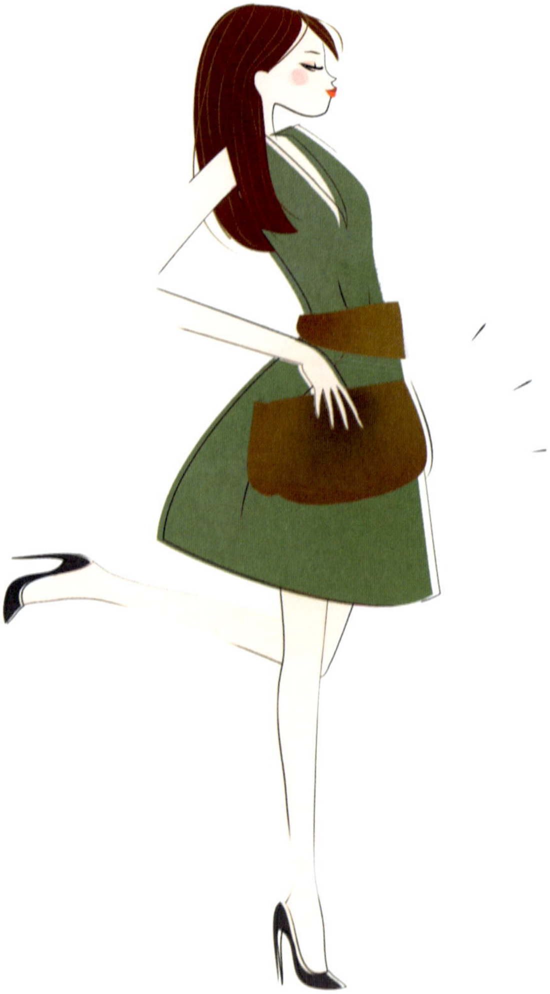

- Lipgloss statt Lippenstift

Mein Tipp für alle Frauen: Lipgloss statt Lippenstift. Lippenstifte sind zwar auch toll, aber schwieriger zu benutzen, weil man sofort sieht, wenn man sich vermalt hat, sie verwischt sind oder etwas an den Zähnen kleben bleibt. Im Gegensatz dazu bleibt Lipgloss immer genau dort, wo man ihn braucht, und selbst wenn nicht, sieht man es nicht, wenn er an den Zähnen oder am Kinn klebt. Er sieht einfach immer schön aus und passt bei jeder Gelegenheit. Außerdem lässt Lipgloss die Lippen optisch immer etwas größer wirken, weil er sie etwas voluminöser macht. Dafür sind vor allem die hellen Farben, also Nude, Babyrose, Hellorange, gut geeignet, weil sie die Lippen garantiert schön aufblasen. Aber auch Lipgloss in dunklen Rottönen, Aubergine oder Braun sieht einfach toll aus. Wenn ihr dazu noch Wimperntusche und ein leichtes Rouge kombiniert und die Haare schön stylt, macht das sofort gute Laune – auch, weil es so schön unkompliziert ist. Beim Kauf solltet ihr auf jeden Fall darauf achten, dass der Lipgloss nicht zu dickflüssig ist, sonst klebt er zu stark. Beim Einkaufen also einfach den Tester benutzen und die Konsistenz checken, dann kann kein Malheur passieren.

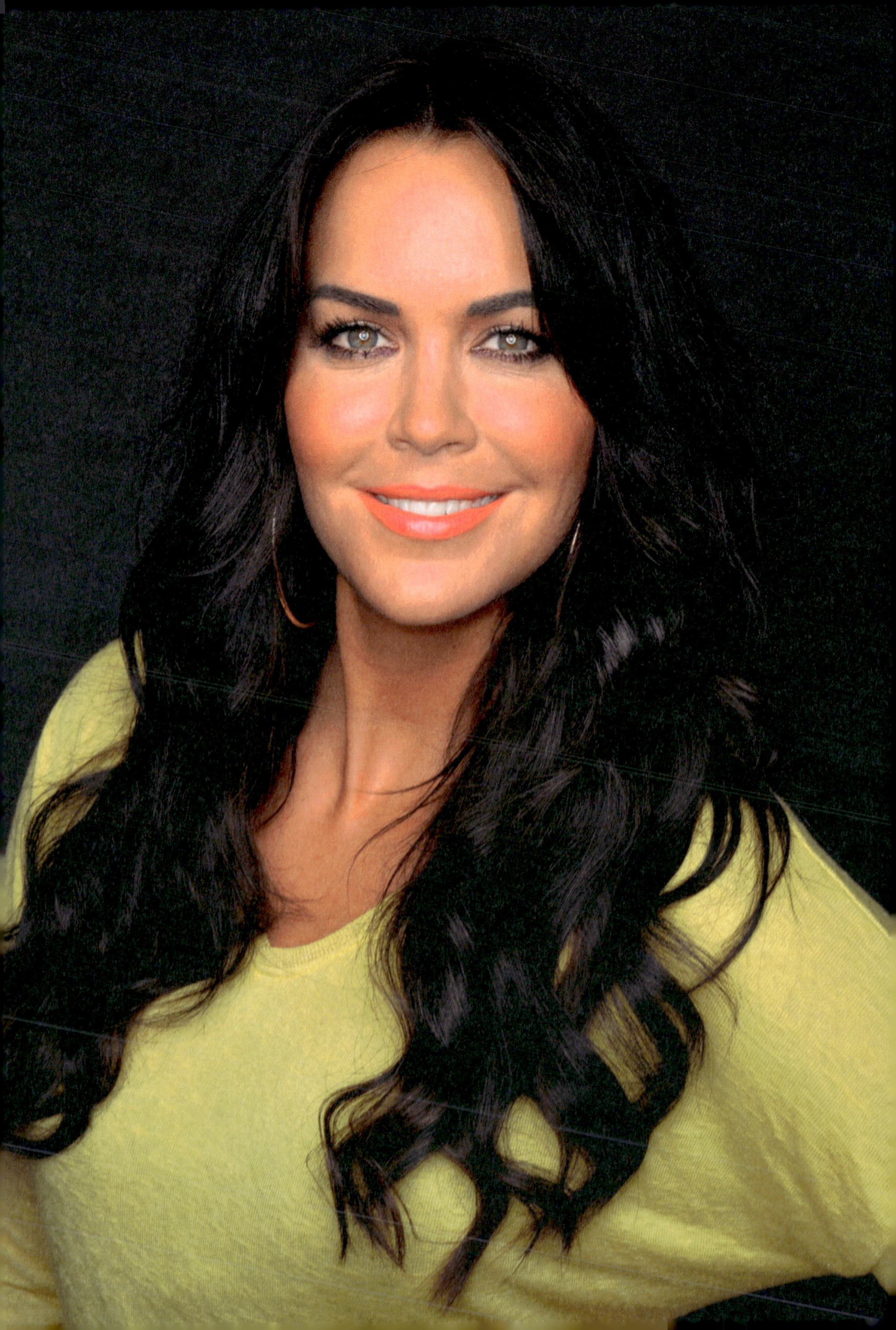

- Grünes Puder gegen rote Flecken

Grünes Puder? Ja, das gibt es tatsächlich. Und nein, ich meine nicht Lidschatten, ich spreche von grünem Kompaktpuder, dass es in jeder Drogerie zu kaufen gibt. Wenn ihr euch jetzt fragt, warum soll ich grünes Puder verwenden, ich möchte doch nicht wie ein Alien aussehen, erinnert euch mal kurz zurück an euren Kunstunterricht. Dort haben wir gelernt, dass Grün die Komplementärfarbe zu Rot ist, dass die beiden Farben einander also ausgleichen.

Das funktioniert auf der Haut genauso gut wie auf Papier: Es gibt also tatsächlich ein grünes Wunderpuder, mit dem man Rötungen abdecken kann und das aus allen roten Flecken hautfarbene macht. Das ist eine wirkliche Sensation! Das wirkt bei leichtem Sonnenbrand, Äderchen, Pickeln und allem, was rot hervorscheint – all das könnt ihr einfach grün überpudern. Danach schminkt ihr euch ganz normal, Rouge drüber, Make-up drüber. Das grüne Wunderpulver wirkt übrigens auch, wenn ihr bei Anspannung, Aufregung oder schwierigen Gesprächen schnell diese roten Nervositätsflecken im Gesicht bekommt. Stressflecken waren gestern. Heute sind selbstbewusste Ausstrahlung und gute Laune angesagt!

- Wie finde ich die richtige Farbe?

Farben haben viel mehr Einfluss darauf, wie wir uns fühlen und wahrgenommen werden, als man denken würde. Deshalb sollte man sich morgens erstmal gut überlegen, wie man wirken möchte, wie einen das Gegenüber einschätzen soll, wie die Ausstrahlung sein soll und auch, wie man sich fühlt. Je nachdem, was für Termine man an einem Tag hat, ob man beruflich unterwegs ist, ein Vorstellungsgespräch, ein Date oder ein Streitgespräch hat, sollte man schon am Kleiderschrank überlegen, welche Reaktionen seines Gegenübers man sich wünscht. Diese kann man nämlich mit der Farbwahl gehörig beeinflussen.

Dabei gilt die einfache Regel: Knallfarben geben immer Power und Selbstbewusstsein, während Pastellfarben uns immer eher lieblich, mädchenhaft und sogar jünger erscheinen lassen. Ein kräftiges Rot oder Azurblau oder ein wunderschönes Orange geben Kraft, unterstützen uns und sorgen für gute Laune. Mint- oder Fliederfarben, Babyrosa und Hellblau lassen uns ruhig, nett und freundlich wirken. Auch das kann sich positiv auf die Laune auswirken, weil man dann weniger aggressiv oder angriffslustig wirkt und das Gegenüber (und sich selbst ;)) dadurch besser in der Hand hat. Die richtige Farbwahl macht das Leben leichter!

- Ohrringe als Stimmungsbooster

Leute, die mich kennen, wissen, dass es mich praktisch nicht ohne Ohrringe gibt. Ich liebe große farbige Ohrringe, denn mit denen kann man jedes Outfit sofort und ohne große Umstände aufwerten. Für mich sind Outfits ohne Ohrringe einfach nicht perfekt, da fehlt dann immer irgendetwas. Aber gute Laune hat man vor allem dann, wenn man sich selbst von Kopf bis Fuß richtig gut gestylt fühlt – also ran an die Ohrringe!

Ich persönlich kombiniere gerne farbige Ohrringe zu farbigen Outfits, aber wer sich nicht ganz sicher ist, welche Farben gut kombinierbar sind, kann auch eine einfache Regel befolgen: Einfach eine Farbe aus dem Outfit wählen und Ohrringe in derselben Farbe dazu kombinieren.
Oder ihr nehmt einfach Gold- oder Silberschmuck, der sieht immer gut aus. Aber Vorsicht, wenn ihr Brillenträgerinnen seid oder Sonnenbrillen tragt: Damit man dann nicht aussieht wie ein Christbaum, sollten die Ohrringe in den Fällen immer etwas kleiner sein. Wenn man es ohnehin lieber etwas dezenter mag, kann es auch einfach ein kleiner schöner Stein oder ein Edelstein, zum Beispiel ein Rosenquarz, sein. Ohrringe sind einfach immer toll!

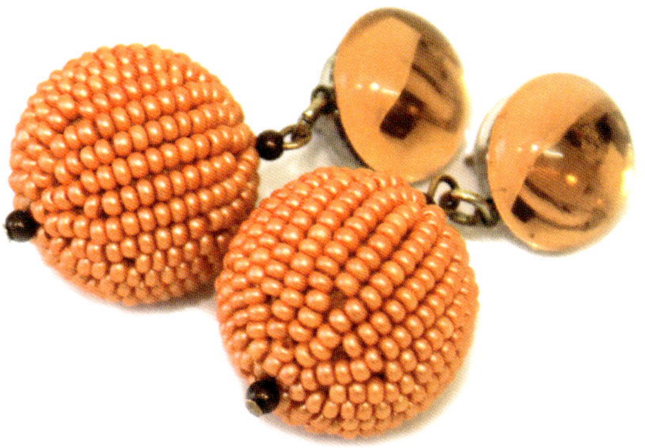

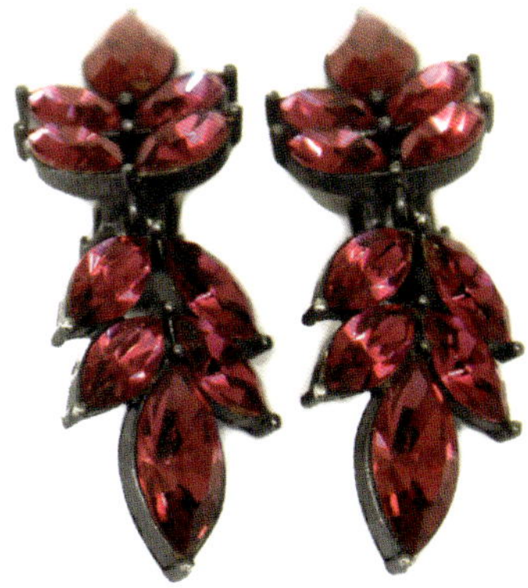

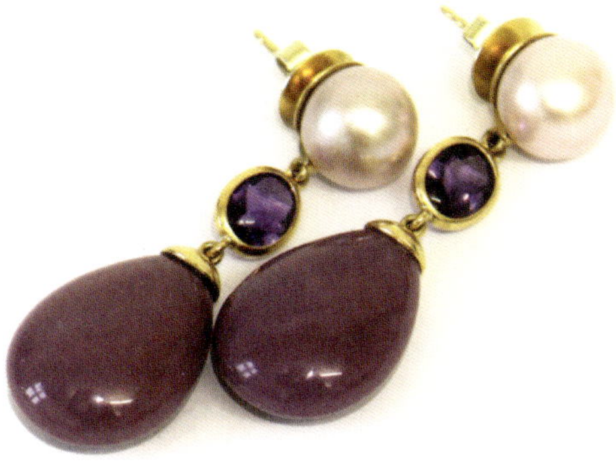

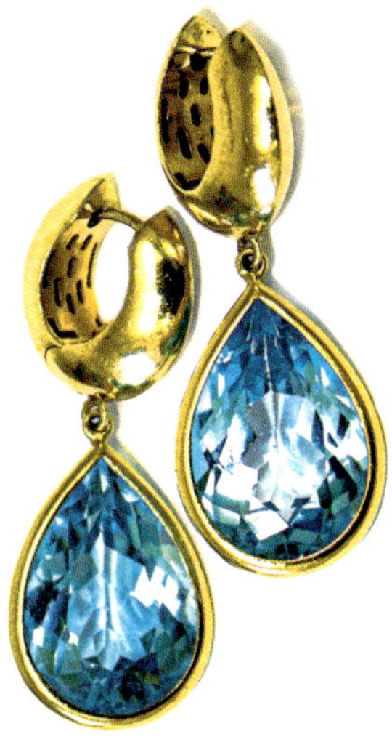

- Ein Body für den Traumbody

Back to the Eighties – oder: Die 80er sind zurück! Zumindest gilt das für Bodys und ich persönlich finde das toll. Bodys halten alles zusammen, kaschieren und drücken alles dorthin, wo es sein soll. Mit einem Body ist man sofort angezogen. Egal ob man darüber Kleider, Etuikleider, Empire-Linien-Kleider, Bleistiftröcke oder Marlenehosen trägt, die Mode sieht einfach gleich besser aus. Besonders gut sind Bodys für Frauen, die gerne Kleider oder Röcke tragen, aber auch wenn man sehr tief ausgeschnittene Oberteile hat, ist ein Body superpraktisch. Niemand möchte einen V-Ausschnitt, der bis zum Bauchnabel hängt, das ist nicht schön und wirkt unseriös. Mit Bodys, die am Brustteil oder am Ausschnitt Spitze haben, kann man jedes Oberteil retten. Dann gibt man keine allzu tiefen Einblicke und kann alles darüber tragen, eine Bluse, ein offenes Jeanshemd, einen tiefen V-Ausschnitt, und sieht top gepflegt und seriös aus. Und keine Sorge, auf die Toilette kann man natürlich mit einem Body auch ganz einfach. Heutzutage sind die so gut gemacht, dass man schnell raus und wieder rein kann, oder sie haben einfach Druckknöpfe, dann geht alles ruckzuck.

- Muster für ein sonniges Gemüt

Muster kaschieren! Je größer und farbiger sie sind, desto mehr verstecken sie die Figur darunter. Große Blumen, Leoparden-Print, Schlangenlinien – je größer der Print, desto besser. Wer einen großen Busen hat, sollte zu gemusterten Blusen oder Shirts greifen. Wenn der Po eure Problemzone ist, dann probiert doch mal gemusterte Jeans aus. Wichtig ist nur, dass der restliche Teil des Outfits, also Hose oder Oberteil, dann einfarbig ist, damit es nicht zum Musterclash kommt.

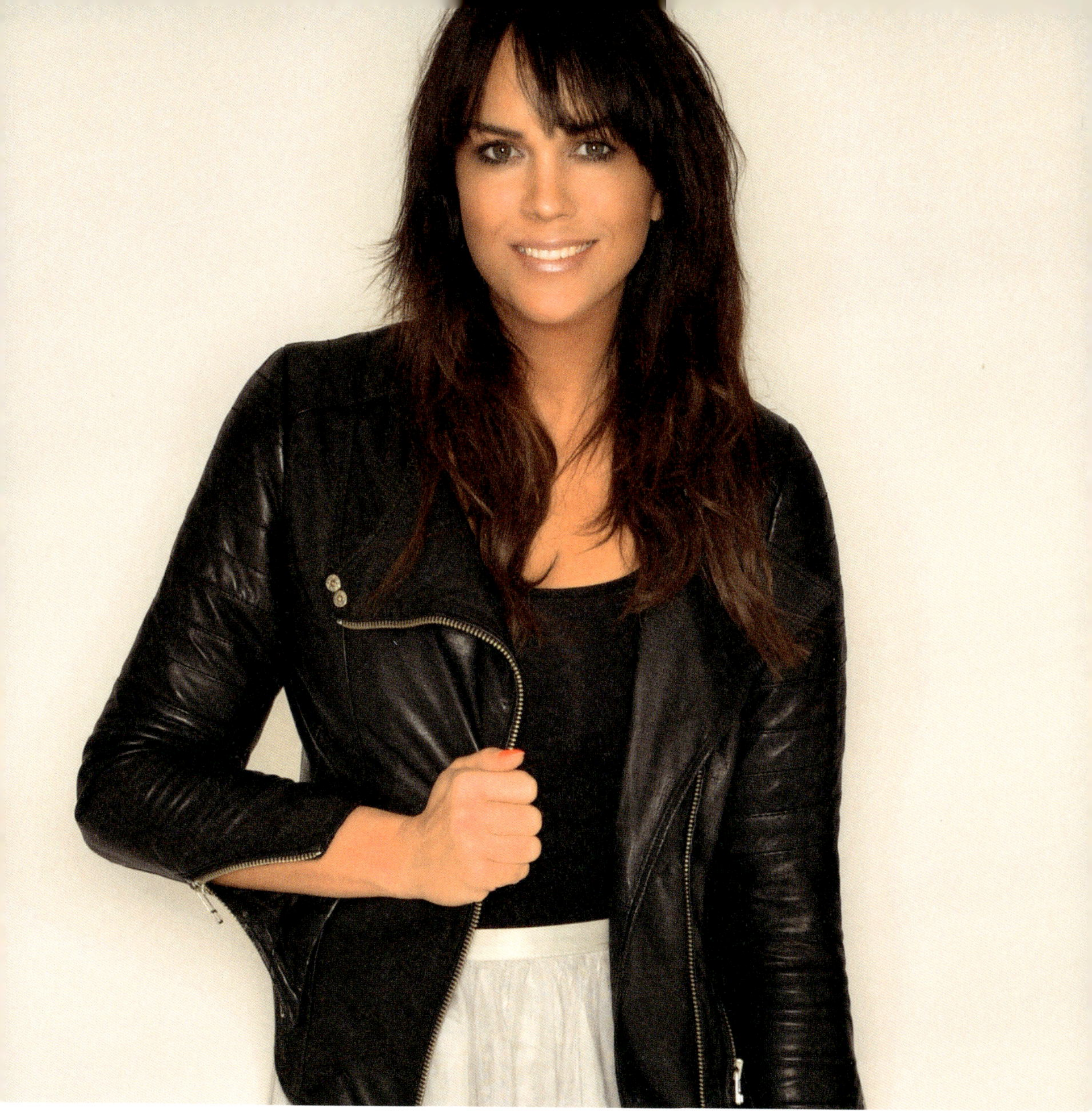
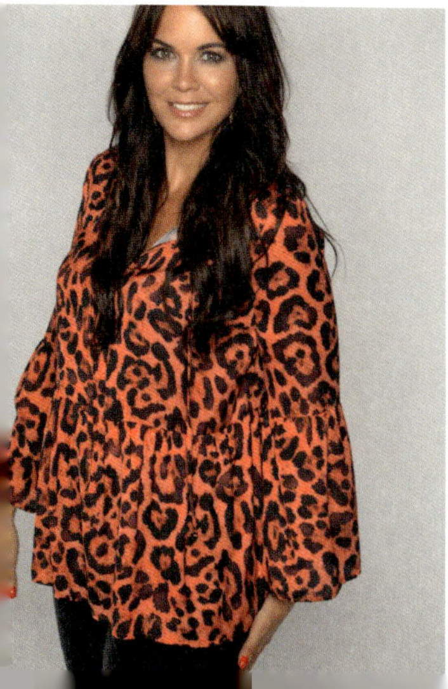
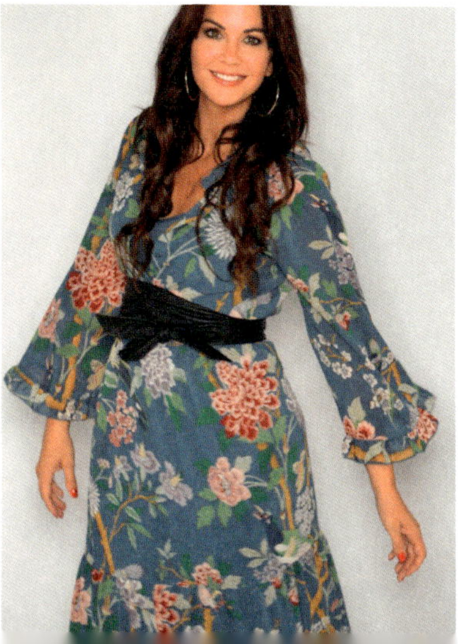
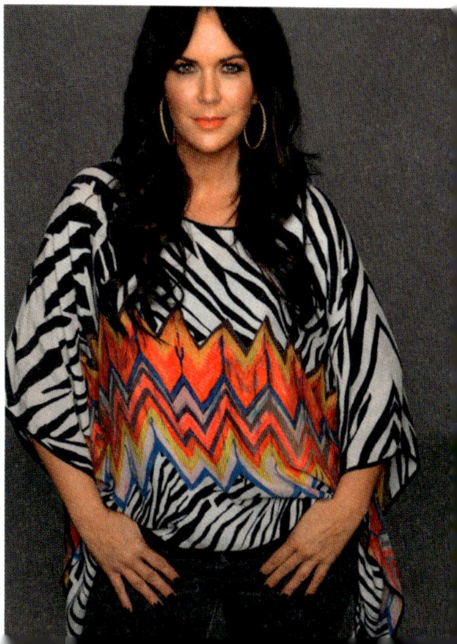

- Crossbody-Taschen

Gerade bei Frauen mit vielen Kurven können Crossbody-Taschen, also schräge Umhängetaschen, verschlankend wirken, denn sie halbieren immer die Silhouette. Dazu müsst ihr die Crossbody-Taschen einfach nur einmal schräg über dem Körper tragen, dann wirkt ihr optisch gleich ein bis zwei Konfektionsgrößen schmaler.
Achtet dabei darauf, dass der Riemen relativ breit ist, sehr schmale Riemen verschwinden nämlich in der Masse des Körpers, und dann ist der Effekt nicht mehr so groß. Der Riemen kann gerne auch Applikationen wie Goldringe oder Fransen haben, das sind super Eye-Catcher und Highlights in einem Outfit. Crossbody-Taschen passen zu jedem Outfit und jeder Temperatur. Ob im Winter über die Daunenjacke oder im Sommer über die Tunika, das sieht einfach immer super aus – und die Hände hat man dann auch noch frei!

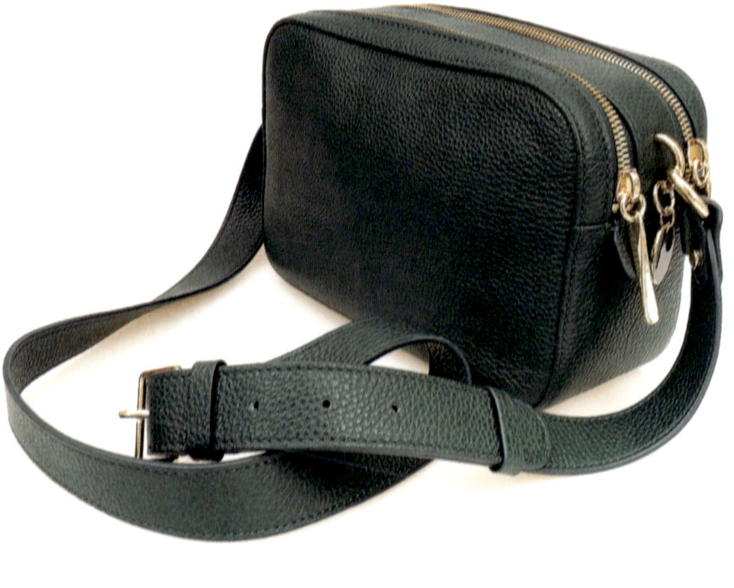

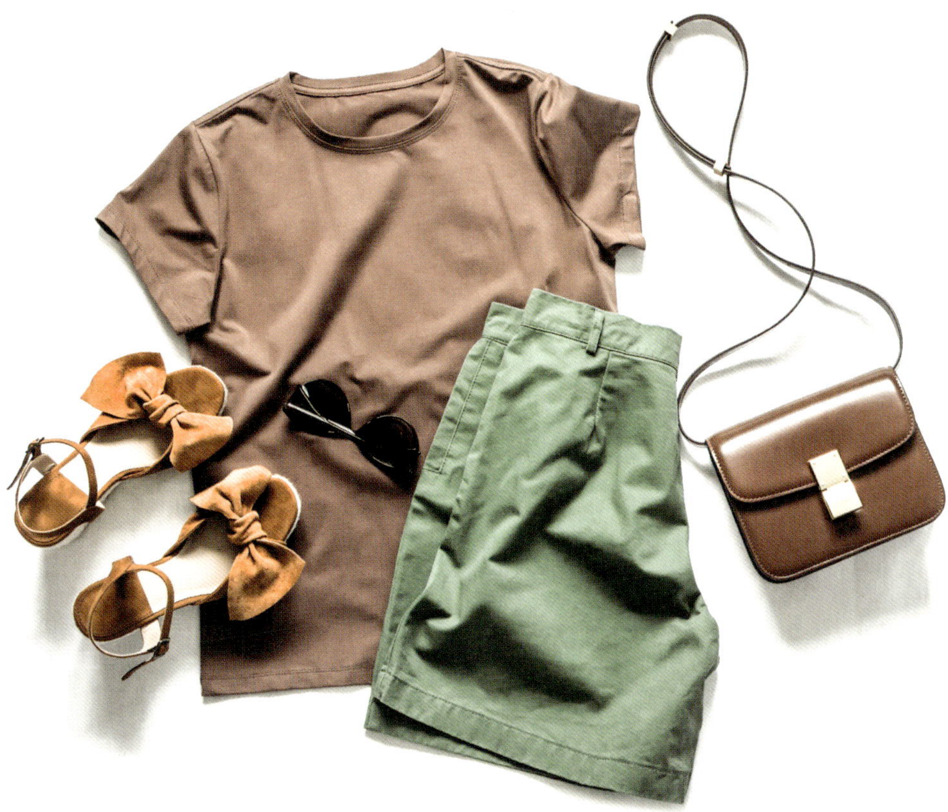

LAST-MINUTE-TIPPS FÜR GEWICHTS-PENDLER

Kennt ihr das? Gerade erst habt ihr die neue superduper Wunderdiät gemacht und seid endlich diese paar lästigen Kilos losgeworden, die euch schon immer genervt haben – und das nächste Mal, wenn ihr in den Spiegel schaut, sind sie schon wieder drauf? Dieses Phänomen tritt tatsächlich ziemlich häufig nach Diäten auf, man nennt das Jojo-Effekt oder auch Gewichtspendeln. Inzwischen ist sogar wissenschaftlich bewiesen, dass Diäten, wenn sie nicht dauerhaft durchgehalten werden, dazu führen können, dass man danach sogar noch mehr Kilos auf den Hüften hat als vorher. Ein Grund zum Verzweifeln? Ganz und gar nicht, denn in diesem Kapitel zeige ich euch, wie ihr nie wieder hungern müsst und trotzdem phänomenal aussehen könnt. Eine klassische Win-win-Situation, würde ich sagen.
Ich persönlich liebe ja Kurven und Rundungen. „Weniger ist mehr" gibt es bei diesem Thema in meiner Welt nicht, denn ich finde, wir Frauen sollten zu unseren Kurven stehen und den Mut haben, sie zu zeigen. Dabei kommt es einfach nur auf die richtige Verpackung an, es gibt nämlich keine falsche Konfektionsgröße, sondern nur die falsche Kleidung. In diesem Kapitel möchte ich euch also Tipps an die Hand geben, wie ihr eure Rundungen richtig in Szene setzen könnt, denn ich finde: Mehr ist mehr!

-Ein Top für einen flachen Bauch

Besonders Frauen, die gerne eng anliegende Blusen oder T-Shirts tragen, machen sich oft Sorgen, dass sich ihr Bauch durchdrückt und Röllchen sichtbar sind. Das muss aber nicht sein, es gibt nämlich Shapewear, die nur um den Bauch herum besonders engmaschig gestrickt ist und dadurch jede Bauchwölbung, jeden Ring und jedes Unterbäuchlein so auf die Seiten und in die Höhe verteilt, dass es nicht mehr so auffällt. Der Bauch wird dadurch zwar nicht komplett weggezaubert – wir wollen ja auch nicht umkippen wie die korsettgeplagten Damen aus früheren Zeiten –, aber er sieht dadurch gleich viel flacher aus. Noch ein kleiner Tipp, damit die Stoffe nicht aufeinanderkleben: Einfach Haarspray zwischen Bauchkiller-Top und Bluse auftragen, dann passiert garantiert nichts – und jedes eng anliegende Kleidungsstück sieht einfach fantastisch aus.

-Rüschen und Raffungen

Warum hungern, wenn man auch einfach kaschieren kann? In der Modewelt gibt es viele Möglichkeiten, zu tricksen und zu verstecken, und genau das können sich Gewichtspendlerinnen zunutze machen. Ich empfehle Rüschen und Raffungen, die verstecken die unerwünschten Kilo und/oder lenken den Blick des Gegenübers gezielt auf andere Körperpartien. Raffungen um den Bauch herum sorgen zum Beispiel für eine tolle Taille und kaschieren gleichzeitig die unschönen Rundungen, die wir lieber nicht hätten. Rüschen an den Armen lenken vom Bauch ab, und wenn man den Fokus von etwas dickeren Beinen abziehen möchte, trägt man sie ganz einfach am Saum. Das wirkt wirklich Wunder und kann in jeder Jahreszeit, egal ob im Sommer oder Winter, getragen werden. Die fünf oder zehn Kilo mehr oder weniger fallen dann garantiert niemandem mehr auf.

-Nie wieder aufgeriebene Oberschenkel

Jede Frau kennt das Problem: Bei warmen Temperaturen im Sommer wird plötzlich jeder Gang mühsam, weil die Oberschenkel aneinanderreiben, wenn man Kleider oder kürzere Hosen trägt. Mein Tipp: Nehmt einfach eine etwas ältere Strumpfhose, schneidet sie unterhalb des Knies ab und zieht sie unter eurem Rock oder eurer Hose an wie eine Unterhose. Achtung, macht sie nicht zu kurz, weil sie sich nach oben rollt und dann der ganze Effekt dahin ist, aber wenn die Oberschenkel bedeckt sind, dann seid ihr auch das lästige Reiben los. Außerdem sehen eure Beine dann gleich viel glatter aus. Cellulitis drückt sich ja gerne mal durch Jeans oder eng anliegende Hosen und Röcke durch – mit dem Strumpfhosentrick schlagt ihr also zwei Fliegen mit einer Klatsche: Ihr bekommt im Handumdrehen eine glattere Silhouette und müsst euch über die Temperatur keine Sorgen mehr machen.

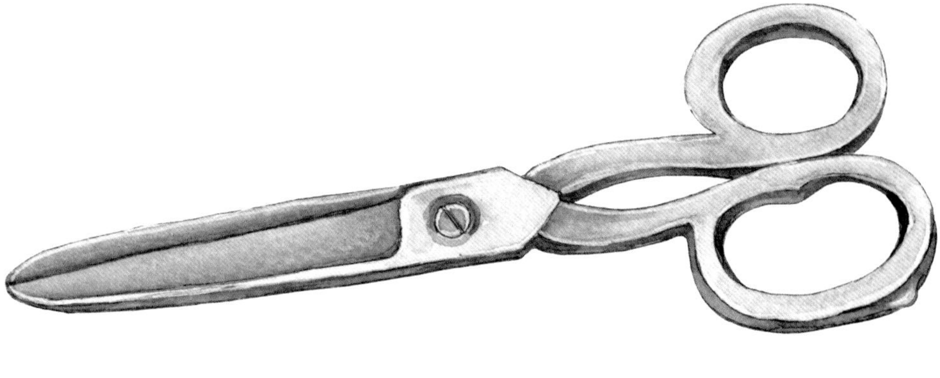

-Der schöne weibliche Carmen-Ausschnitt

Eine Körperpartie, bei der die fünf Kilo mehr oder weniger wirklich egal sind, ist der Ausschnitt, denn die Schultern sehen immer gleich schlank aus – perfekt also, um die Aufmerksamkeit dorthin zu ziehen, um von Bauch, Busen, Beinen oder Po abzulenken. Am besten geeignet dafür ist ein sogenannter Carmen-Ausschnitt, ein tief sitzender, oft auch noch verzierter Ausschnitt, bei dem die Schultern entweder weitgehend frei bleiben oder leicht rausschauen. Ob man das Oberteil direkt auf der Schulter liegend oder sehr weit nach unten gezogen trägt, ist dabei egal. Der Carmen-Ausschnitt lässt den Hals und die Schultern in jedem Fall viel schlanker wirken, und das lässt uns insgesamt schmaler erscheinen. Ein Must-have für alle Gewichtspendlerinnen also!

-Culotte-Hosen schmeicheln der Figur

Vielleicht kann sich die eine oder andere von euch noch an die Hosenröcke erinnern, die vor allem in den 60ern in waren? Das heutige Pendant dazu sind Culotte-Hosen, die im Kleiderschrank von Gewichtspendlerinnen unter keinen Umständen fehlen sollten. Culotte-Hosen sind verkürzte, weit geschnittene Marlene-Hosen, die man sich in etwa wie weite Anzughosen vorstellen kann, die oberhalb des Knöchels enden. Wenn sie aus fließenden Materialien sind, sehen sie fast aus wie Röcke. Sie sind ideal für etwas dickere Beine, weil sie locker am Hintern und am Bein liegen und nicht auftragen. Ihr solltet nur auf keinen Fall Culottes aus Plisseestoff tragen, weil der die Beine immer etwas dicker wirken lässt. Am besten kombiniert ihr dazu schöne nudefarbene Schuhe, gerne auch mal mit hohem Absatz, oder Pumps. Die Farbe Nude ist deshalb wichtig, weil sie das Bein optisch streckt. Obenrum kann man einen kürzeren Blazer, ein T-Shirt oder eine Bluse dazukombinieren, wichtig ist nur, dass das Oberteil eng anliegt. Eine Tunika solltet ihr also auf keinen Fall dazu tragen, ihr wollt ja schließlich nicht aussehen wie ein Quadrat.

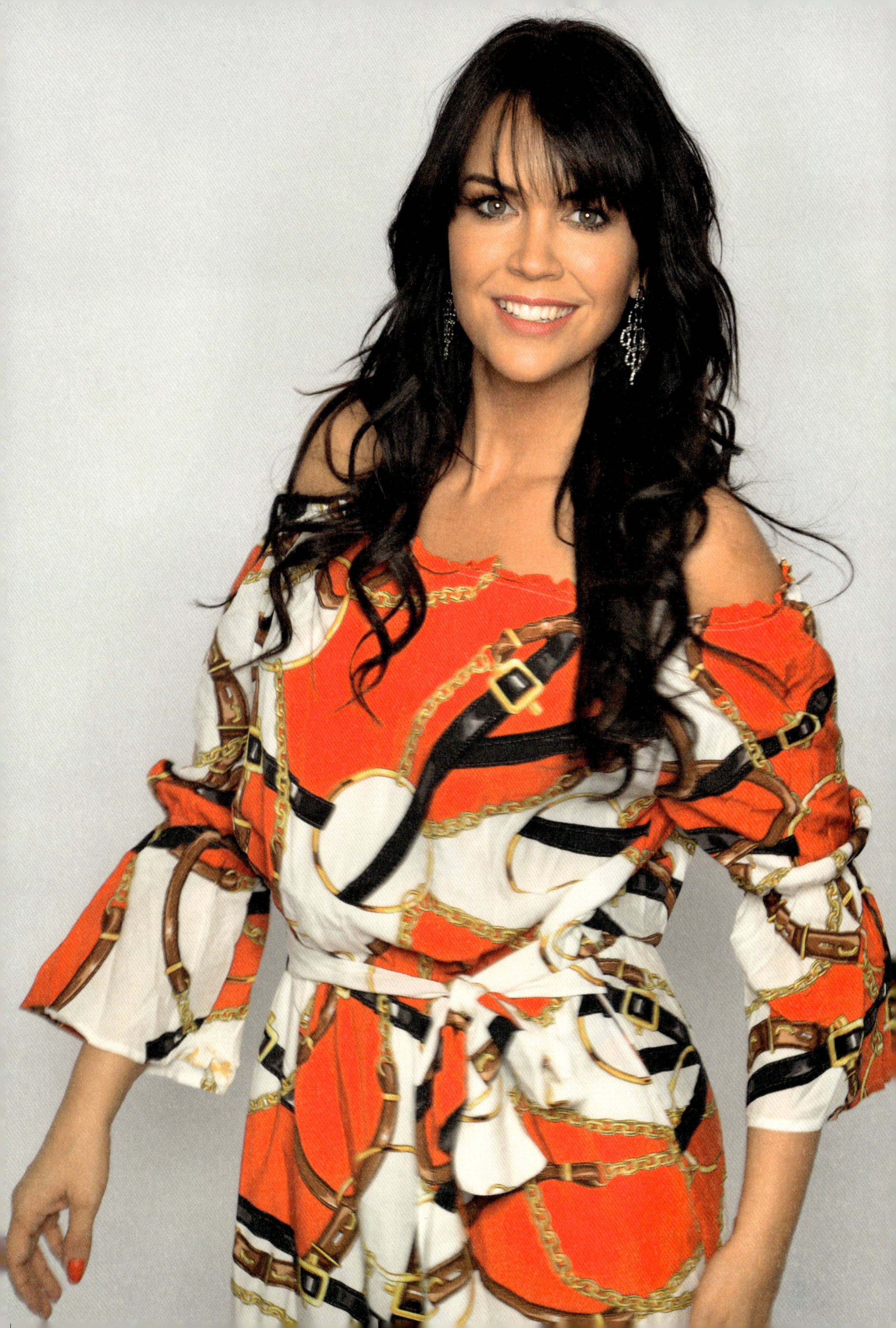

-Mut zum Muster

Streifen und Karos? Waren gestern. Heute trägt man Leoprint, Blumenmuster, grafische Drucke – je größer das Muster, desto besser! Dann lenkt es nämlich optimal von großem Busen, zu großem Bauch oder zu großem Hintern ab. Groß gemusterte Kleider kaschieren die Figur wunderbar, und mit kleinen Accessoires wie zum Beispiel einem Stretchgürtel könnt ihr die Figur richtig in Szene setzen. Gerade Gewichtspendlerinnen sollten aber das auffällige Muster entweder nur unten oder nur oben tragen, also zum Beispiel eine gemusterte Hose und ein einfarbiges Top oder umgekehrt. Das teilt die Figur optisch und lässt euch automatisch drei Kilo schlanker aussehen.

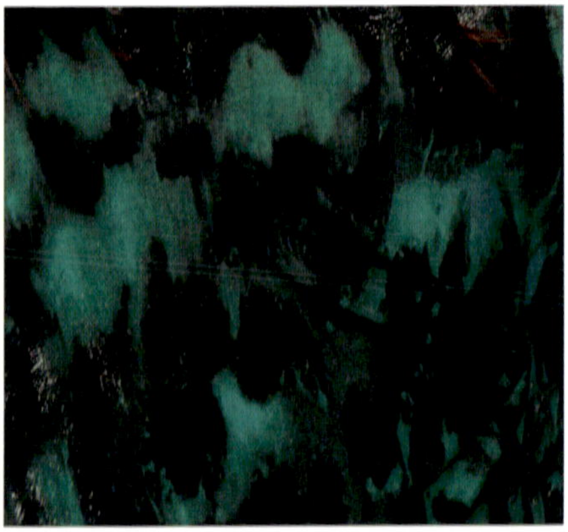

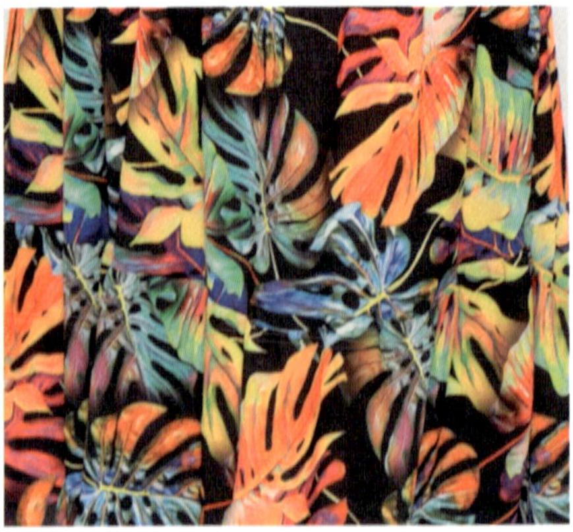

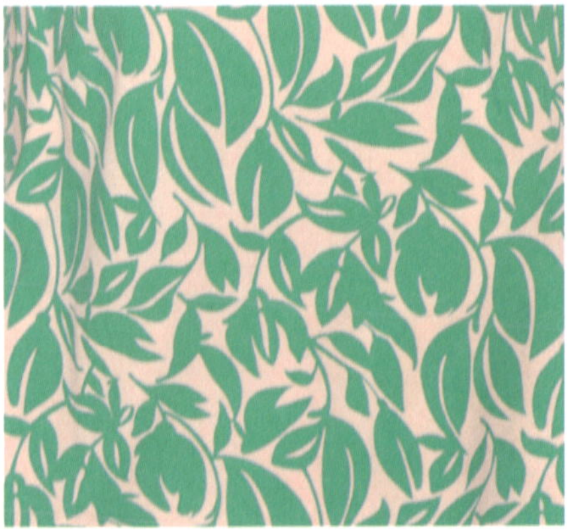

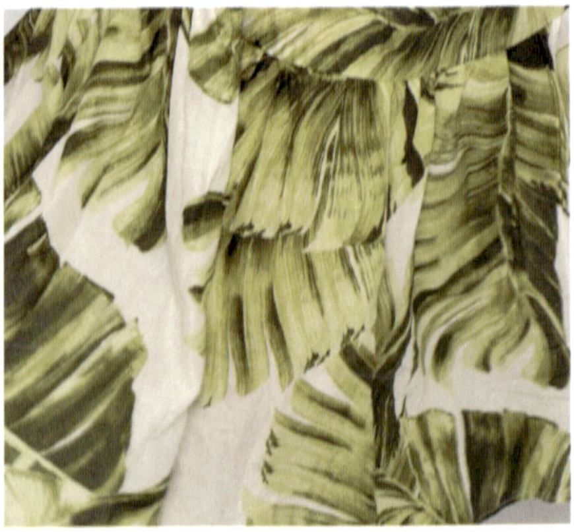

-Auf den Schnitt kommt es an

Für Gewichtspendlerinnen ist es besonders wichtig, auf Schnitt und Länge einer Hose zu achten. Wenn man immer wieder mit zu vielen Kilos zu kämpfen hat, gibt es eine ganz einfache Regel: je karottiger der Schnitt, desto besser. Greift also beim Shoppen unbedingt zu Hosen, die nach unten hin schmaler werden, denn je breiter die Hose, desto breiter wirkt auch die Hüfte. Außerdem ist die Länge einer Hose auch ausschlaggebend, ganz besonders für kleinere Frauen. Knöchellang oder sogar eine Spur kürzer ist immer die beste Wahl, wenn man schlanker wirken möchte, denn je kürzer die Hose, desto länger wirken die Beine. Hosen, die zu lang oder absichtlich in Überlänge geschneidert sind, wirken bei kleineren Personen, die etwas mehr Gewicht auf den Hüften haben, stauchend. Natürlich kann man den Effekt mit höheren Schuhen etwas ausgleichen, mit etwa fünf Zentimeter hohen Absätzen wirkt man immer viel schlanker. Aber am allerwichtigsten sind der Schnitt und die Hosenlänge.
Wenn ihr wirklich mit einer sehr breiten Hüfte zu kämpfen habt, sind für euch hochgeschnittene Jeans oder Stoffhosen das Richtige. Je näher die Hose an der Taille sitzt, desto länger werden die Beine und desto schmaler die Silhouette.

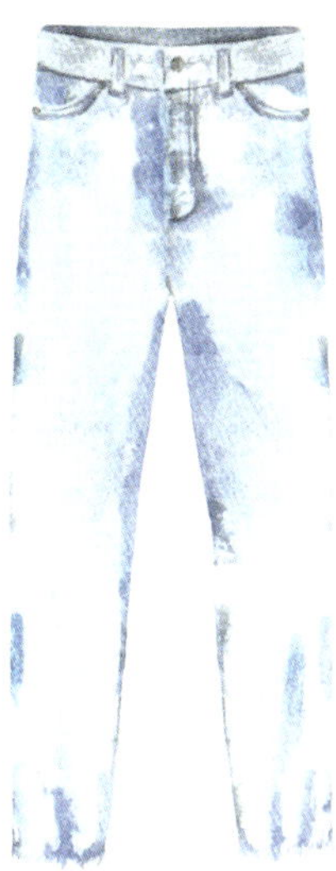

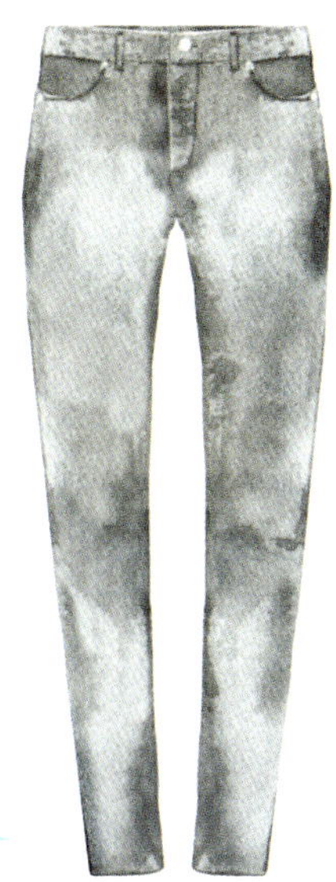

-Großer Schmuck – kleines Gewicht

Klingt komisch, ist aber so: Auffälliger Schmuck zieht die Blicke auf sich und lenkt so von Gewichtsproblemen ab. Große Ohrringe sind zum Beispiel immer ein Highlight in einem Outfit, ihre großen Rundungen drängen sich in den Vordergrund und stehlen unseren Rundungen die Show – was wollen wir mehr? Große Ohrringe stehen vor allem Frauen mit kurzen Haaren oder passen wunderbar zu zusammengebundenen Haaren. Aber aufgepasst, wenn ihr Brillenträgerinnen seid, dann solltet ihr euch bei den Ohrringen etwas zurückhalten. Brille und Ohrringe sollten dann auf jeden Fall farblich zusammenpassen und die Ohrringe etwas kleiner ausfallen. Farb- oder Mustermix solltet ihr vermeiden.
Für modische Ablenkungsmanöver eignen sich auch andere Accessoires: Gürtel können die Figur besser in Szene setzen und Statement-Ketten, also lange Ketten, die in den Ausschnitt hineinbaumeln, kaschieren große Dekolletés. Statement-Ketten mit knalligen Farbsteinen sind dafür besonders gut geeignet.

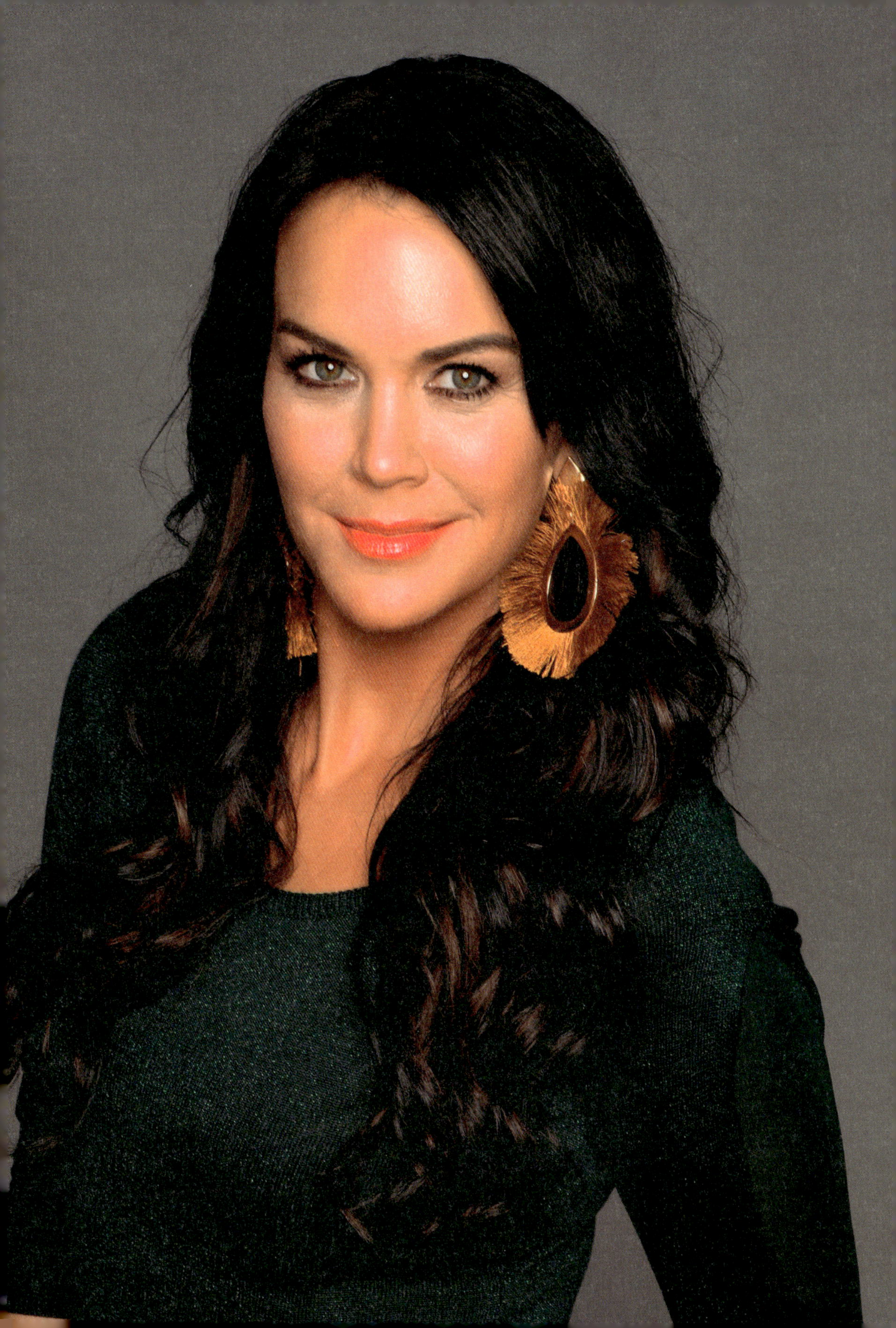

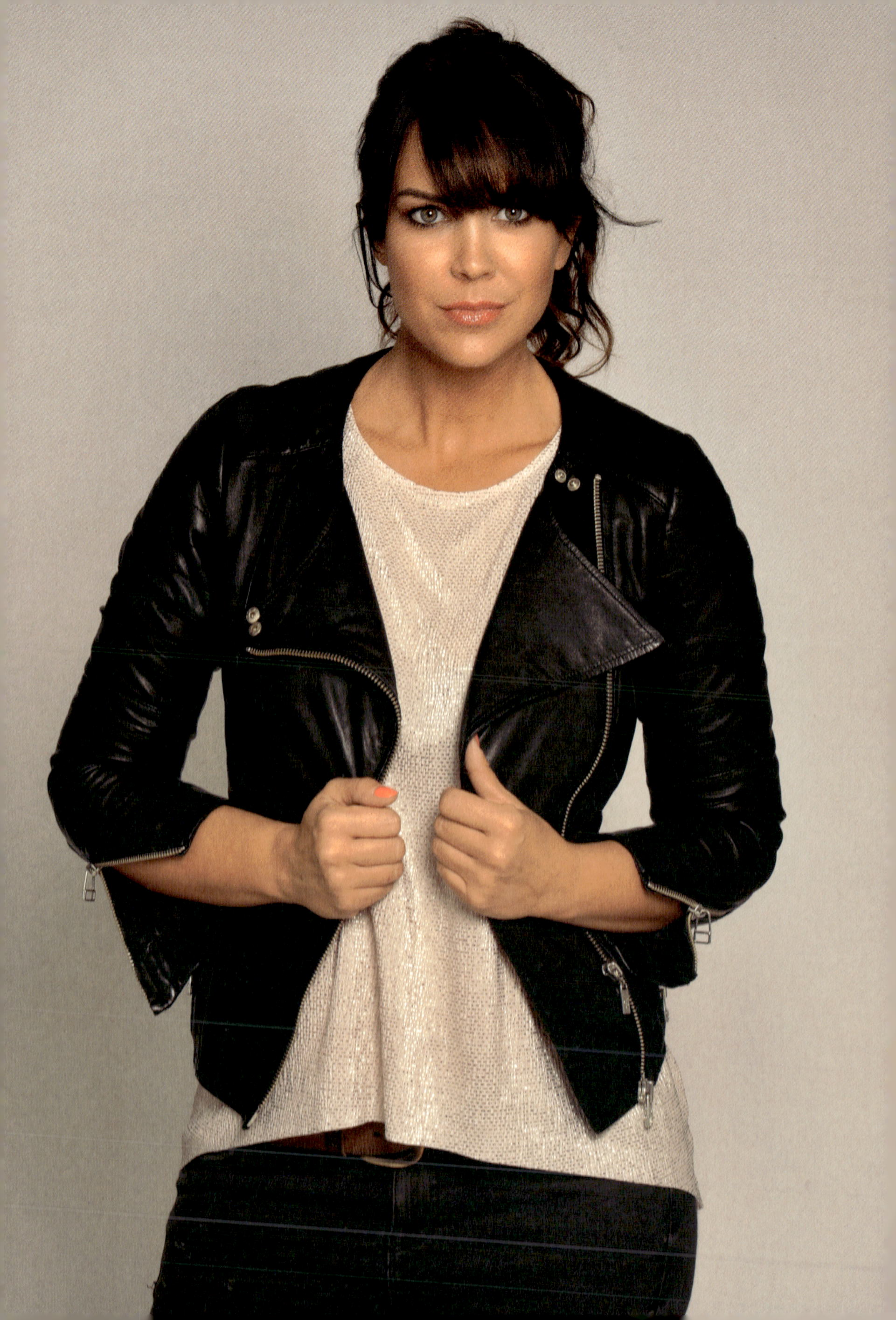

-Ein kurzer Blazer streckt die Figur

Wenn man etwas runder ist, tendiert man manchmal dazu, zu Oversize-Klamotten zu greifen, um die zusätzlichen Kilos verschwinden zu lassen. Das ist aber genau der falsche Weg. Frauen mit etwas mehr Gewicht sollten unbedingt auf kurze Blazer setzen, die eng geschnitten sind und knapp unter der Taille enden. Das macht automatisch längere Beine und eine schönere Silhouette. Gewichtspendlerinnen sollten dabei auch auf einen hohen Stretchanteil achten, damit kann man sich viel besser bewegen, nichts reißt und nichts knackst. Auch der Verschluss ist wichtig: Doppelreiher tragen viel Gewicht auf, also entscheidet euch immer für Modelle mit nur einem Knopf, das verschlankt die Figur um mindestens drei bis vier Kilo!

-Farbenspiele mit Colour-Blocking

Um schlanker zu wirken, ist es immer von Vorteil, die Figur optisch zu teilen. Ganz einfach funktioniert das mit dem sogenannten Colour-Blocking, also der Kombination von zwei kräftigen Farben. Dabei kann man richtig knallbunte Farben miteinander kombinieren, wichtig ist nur, dass man bei einfarbigen Teilen bleibt. Ich trage zum Beispiel gerne Rot mit Pink oder Pink mit Orange. Man kann aber auch einfach mal ein kräftiges Hellblau mit einem satten Dunkelblau oder Gelb mit Orange kombinieren. Der auffällige Farbmix lenkt nicht nur von der Figur ab, sondern man sieht immer auch noch top modisch gestylt aus. Ein Tipp für Mode-Anfängerinnen: Grau kann man problemlos mit jeder anderen Farbe kombinieren – und es sieht immer edler aus als Schwarz.

-Zipfelwesten zaubern Kilos weg

Jacken oder Westen, die am Saum „zipfelig", also schmal zulaufend, genäht oder geschnitten sind, sind perfekt für Frauen, die etwas mehr auf den Hüften haben. Egal ob im Winter oder im Sommer, ob mit oder ohne Ärmel, die Zipfel lenken von allem ab, was zu viel um Hüfte, Bauch oder Taille ist. Wer sich traut, kann über der Zipfelweste auch noch einen Gürtel tragen, der macht die Taille schmaler. Das funktioniert auch bei Frauen mit sehr großen Konfektionsgrößen einfach phänomenal.

-V-Ausschnitte verschlanken

Der richtige Ausschnitt kann Wunder wirken. Nicht nur der Carmen-Ausschnitt ist für etwas üppigere Frauen gut geeignet, sondern auch der V-Ausschnitt. Für den sollten sich vor allem Frauen mit großem Busen entscheiden, denn der V-Ausschnitt streckt optisch, lässt einen viel schlanker aussehen und setzt den Busen in Szene, ohne aufdringlich zu sein. Zu tiefe Einblicke sollte der V-Ausschnitt natürlich nicht geben, das wirkt unseriös. Besonders schön umsetzen kann man das – vor allem im Sommer – mit Tuniken, die viel Stoff und wallendes Material haben, damit sieht man immer perfekt gestylt aus, ohne zu viel Haut zu zeigen. Übrigens: Wer besonders effektiv kaschieren möchte, greift eher zu dunklen als zu hellen Farben, die wirken verschlankender.

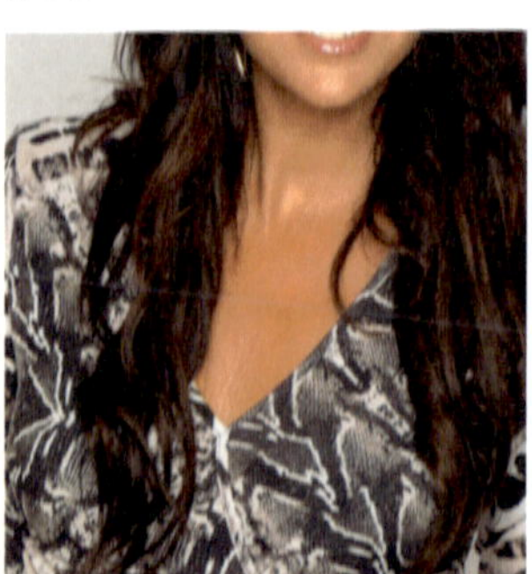
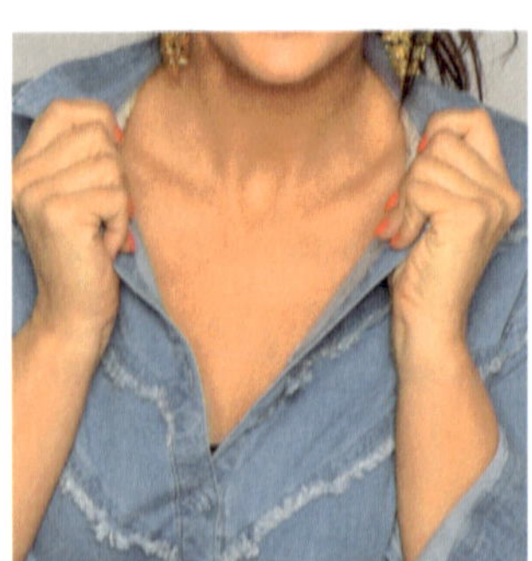
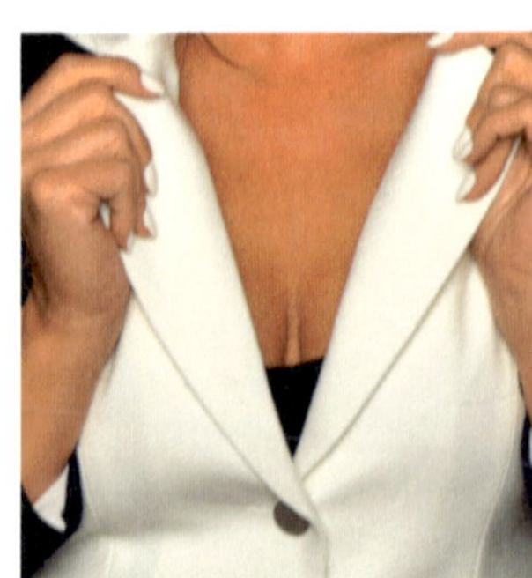

-Ein schöner Rücken kann entzücken

Wenn ihr eure Vorderseite nicht so gerne zeigt, weil ihr einen etwas vorstehenden Bauch, breite Hüften oder viel Oberweite habt, lenkt die Aufmerksamkeit doch einfach auf den Rücken! Ganze einfach funktioniert das mit Plissee, einem Stoff, der in kleine Falten gelegt und fixiert ist. Der setzt auf jeden Fall Highlights in jedem Outfit und lässt euch gleich ein paar Kilo leichter aussehen. Außerdem kaschiert er die paar Kilo zu viel, die sich bei Gewichtspendlerinnen auch gerne auf dem Rücken absetzen. Plissee ist außerdem ein super leichtes Material, das angenehm zu tragen ist – und ihr müsst auch nicht jede Falte einzeln bügeln, versprochen!

-Kurzmäntel kaschieren

Vorbereitung ist alles! Überlegt euch doch schon im Frühling und Sommer, welche Mäntel ihr im Herbst und Winter tragen wollt. Wie bei den Hosen ist hier auch die Länge entscheidend, Mäntel sollten immer – vor allem wenn ihr wirklich mit viel Gewicht zu kämpfen habt – auf Höhe des halben Oberschenkels oder des Knies enden, Kurzmäntel (früher auch Gehrock) verschlanken nämlich optisch. Wenn es eine Mittelnaht gibt, sollte diese etwas höher gesetzt sein, das lässt die Taille schlanker und die Beine viel länger erscheinen. Auch bei den Kurzmänteln solltet ihr wieder darauf achten, dass sie nur mit einer Knopfreihe verschlossen werden, Doppelreiher lassen euch nämlich gleich wieder massiver aussehen. Um diesen Tipp umzusetzen, müsst ihr übrigens auch nicht auf den Winter warten: Ärmellose Kurzmäntel sind auch im Sommer eine wunderschöne Variante.

-Um den Finger gewickelt

Ich werde sehr oft gefragt, welcher Kleiderschnitt sich am besten für Frauen mit vielen Kurven eignet. Und darauf gibt es eine ganz einfache Antwort: Hänger- oder auch A-Linien-Kleider, die sitzen immer perfekt und kaschieren, was geht. Wichtig ist nur, dass sie nicht zu lang sind, sie sollten immer maximal knieumspielend sein, dann kaschieren sie die paar Kilo zu viel ganz wunderbar, und der Look ist perfekt – egal ob sie geblümt, einfarbig oder wild gemustert sind. Eine Steigerung dazu sind Wickelkleider. Mit großen Mustern sind sie perfekt für Gewichtspendlerinnen mit Übergrößen, weil sie von der Figur ablenken und man damit immer gut eingepackt aussieht – fast wie ein Geburtstagsgeschenk.

-Asymmetrie macht schlank

Schräg geschnittene Stoffe, ungleich lange Enden, ein schiefer Ausschnitt ... alles, was in der Mode asymmetrisch ist, lässt uns optisch mindestens drei Größen schmaler wirken. Die ungewöhnlichen Schnitte und kleinen Details ziehen nämlich die Blicke ganz automatisch auf sich und lenken von Problemzonen ab. Sorgen wegen fünf oder sechs Kilo zu viel? Das war gestern.

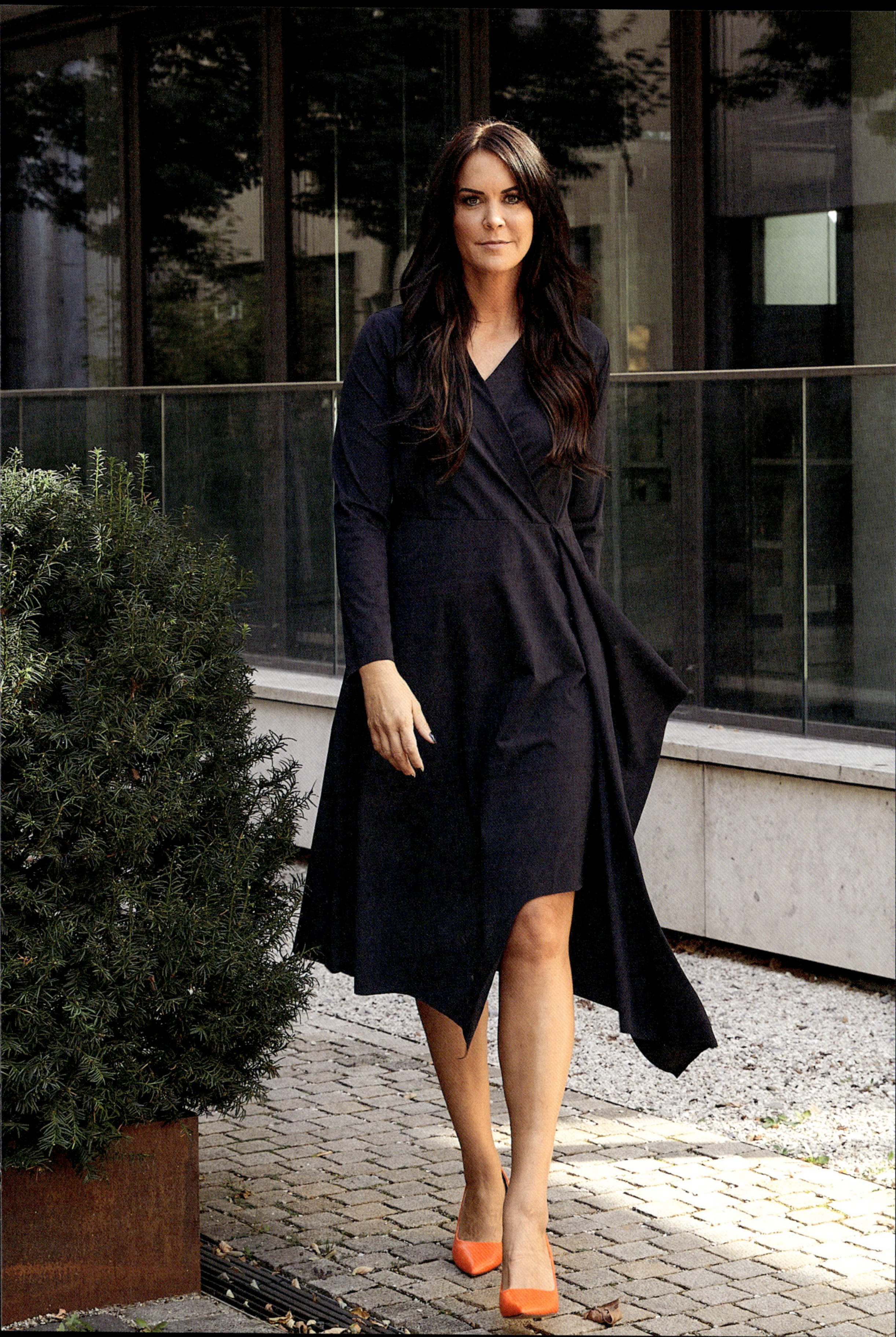

STYLING-TIPPS, DIE JUNG MACHEN

Eines meiner Spezialgebiete war schon immer Fashion-Anti-Aging, also die Frage, wie man sich dem Alter entsprechend anziehen kann und dabei trotzdem jung wirkt. Im Laufe meiner Karriere als Stylistin habe ich immer wieder Menschen kennengelernt, die sich zwar sehr stylisch kleiden, aber trotzdem immer älter aussehen, als sie müssten – einfach, weil sie zu falschen Farben oder Schnitten greifen. Das falsche Styling kann einen sehr schnell zehn Jahre älter aussehen lassen. Wie können wir uns also jung stylen, ohne dabei zu übertreiben, ohne dass die Röcke zu kurz sind oder zu viel Haut rausblitzt?
Wie man sich auch mit 40, 50, 60 oder 70 altersgemäß kleiden kann und immer noch knackig und jung aussieht, erfahrt ihr in diesem Kapitel.

-Pastellfarben machen jung

Mit den richtigen Farbtönen kann man in der Mode wirklich Wunder bewirken. Wenn ihr um ein paar Jahre jünger aussehen möchtet, greift am besten mal zu Pastellfarben. Bei Frauen mit einem sehr blassen Teint sehen etwa ein zartes Babyrosa oder ein helles Blau, bis hin zu Himmelblau, einfach wunderschön aus. Diese Farben lassen uns mädchen-, ja fast elfenhaft wirken. Insgesamt lassen Pastellfarben ein Outfit gleich viel edler aussehen. Aber Achtung, ein Look, in dem ausschließlich Pastelltöne vorkommen, wirkt schnell eher langweilig als jung. Deshalb setzt unbedingt vereinzelt Farbakzente – zum Beispiel eine Hose in einem etwas kräftigeren Farbton, zu der ihr ein Oberteil in Pastell kombiniert. Je näher das pastellfarbene Kleidungsstück an eurem Gesicht ist, desto schmeichelhafter wirkt es sich darauf aus. Und mit Farbakzenten im Look wirkt ihr garantiert nicht blass und langweilig.

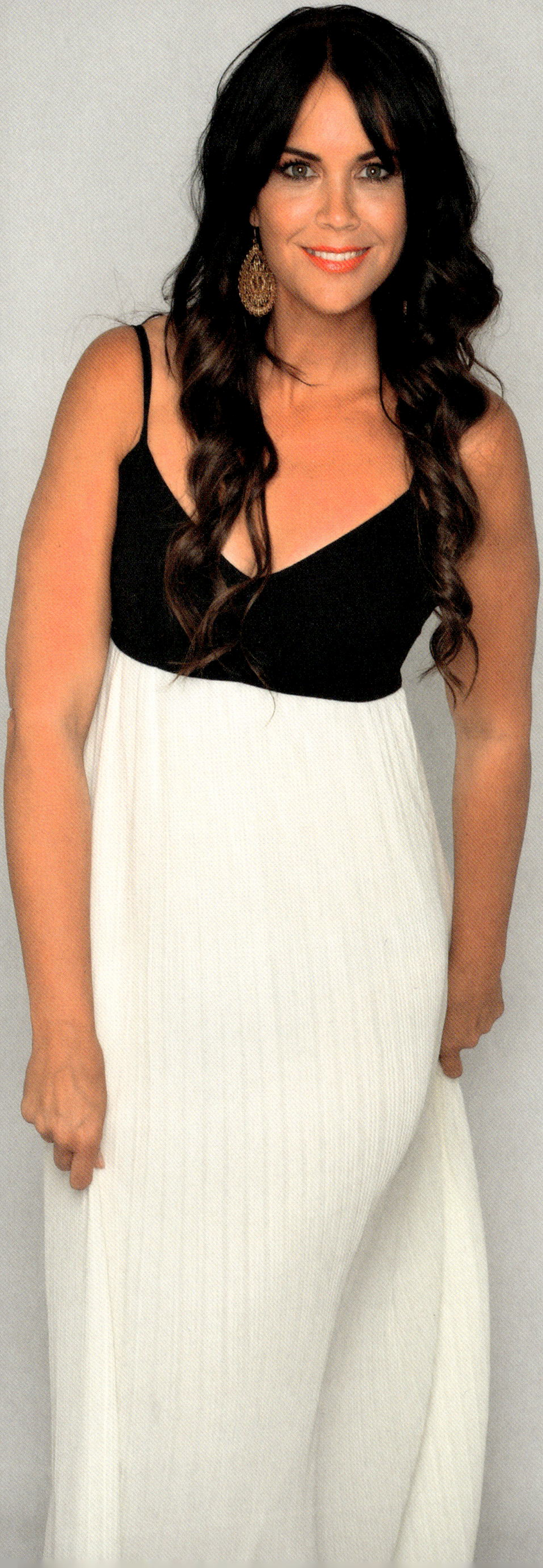

-Auf die Empire-Linie achten

Auch bei der modischen Verjüngungskur ist der Schnitt entscheidend. Achtet beim Shoppen darauf, Kleidungsstücke mit Empire-Schnitt zu kaufen. Das bedeutet, dass die Naht direkt unter der Brust sitzt und so die Taille optisch nach oben verschoben wird. Egal ob Kleid, Bluse, Tunika oder Top, ein Oberteil mit Empire-Linie lässt euch sofort viel mädchenhafter wirken. Schmeichelhaft ist dieser Schnitt vor allem, wenn ihr eine große Oberweite kaschieren wollt. Nur wenn ihr etwas mehr Bauch habt, solltet ihr auf diesen Schnitt verzichten, weil er dann ausgerechnet eure Problemzone betont. Außerdem ist auch hier die Länge wichtig: Wenn ihr jünger aussehen wollt, sollten Empire-Kleider immer mindestens knielang oder besser noch bodenlang sein, alles, was kürzer ist, sieht übertrieben, ja sogar altmodisch aus. Je länger, desto jünger!

-Schminkt euch jünger!

Wenn ihr jünger aussehen wollt, könnt ihr auch mit eurem Make-up richtig gut tricksen: Schminkt einfach alles, was im Gesicht vorsteht – also Nase, Wangenknochen, Kinn, Teile der Stirn – mit leichtem Schimmer oder Glanz etwas heller. Das macht diese Gesichtspartien etwas weicher und setzt sie so in Szene, dass euer Gesicht gleich viel mädchenhafter und lieblicher wirkt. Kleistert euch aber auf keinen Fall zu, je weniger Make-up, desto jünger sieht man aus.

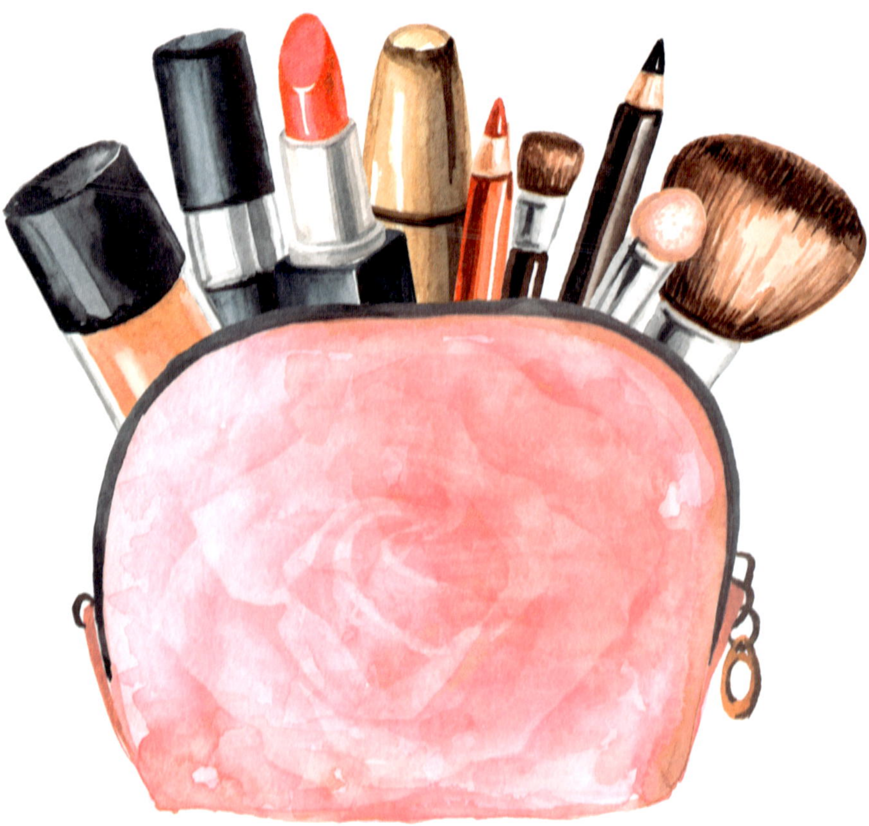

-Helle Lippen und Konturen

Glanz und Helligkeit sind die Zauberworte! Verzichtet, wenn ihr euch optisch verjüngen wollt, unbedingt auf dunkle Farben im Gesicht. Dunkles Make-up, dunkle Lippen und dunkle Konturierung können zwar cool aussehen, machen euch aber sofort fünf Jahre älter. Lipgloss in hellen Farben wie Apricot, Rosé oder auch einem schönen Nude lässt euch dagegen automatisch jünger wirken. Das Gleiche gilt auch für Lidschatten: je heller die Farben, desto jünger der Look. Dazu kann man ruhig etwas mehr Rouge auftragen, denn ein etwas kräftigeres Babyrosa auf den Wangen lässt uns wie frisch verliebt und damit gleich um Jahre jünger wirken. Aber Achtung, insgesamt gilt auch hier: Weniger ist mehr!

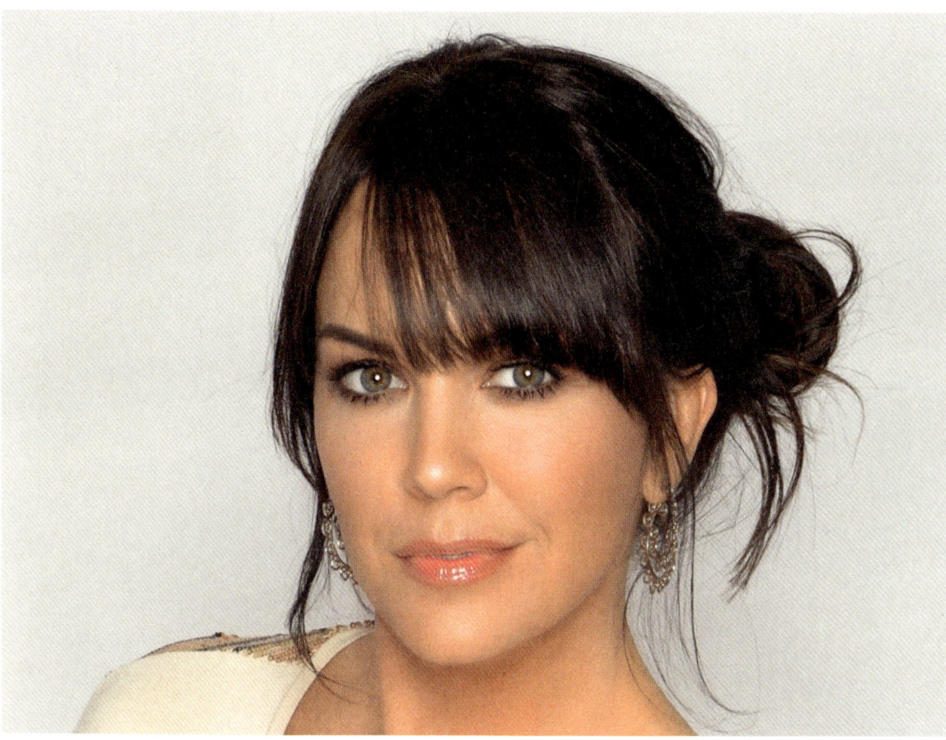

-Kontraste statt Ton in Ton

Ich persönlich bin zwar ein großer Fan von Uni-Styles, also einfarbigen Outfits, aber wenn man sich etwas jünger stylen möchte, sollte man auf Kontraste setzen: wilde Muster, Streifen mit Karos oder auch Punktmuster mit Blumenprint … je mutiger man kombiniert, desto jünger sieht man aus, weil man damit genau in dem Trend liegt, der jedes Jahr wieder auf die Laufstege kommt. Damit ihr dabei nicht ausseht wie ein Kasperl, sondern immer schön stilvoll bleibt, solltet ihr darauf achten, dass die Muster, die ihr kontrastiert, immer aus einer Farbwelt stammen.

-Lagenlook macht lässig

Wer richtig lässig und jung wirken möchte, kann mit dem Lagenlook nachhelfen. Dabei kombiniert man Oberteile in unterschiedlicher Länge so, dass die unterste Kleidungsschicht am längsten und die oberste am kürzesten ist. Man zieht also zum Beispiel ein langes Hemd an, darüber eine kurze Weste und dann vielleicht noch ein ganz kurzes Jäckchen, eine Jeansjacke oder einen kurzen Blazer. Wichtig ist dabei, dass die Taille oder Hüfte trotz der vielen Lagen gut zur Geltung kommt, dann sieht der Lagenlook richtig cool und jung aus. Wer ganz mutig ist, kombiniert auch gleich unterschiedliche Farben miteinander – für mehr Frische im Leben!

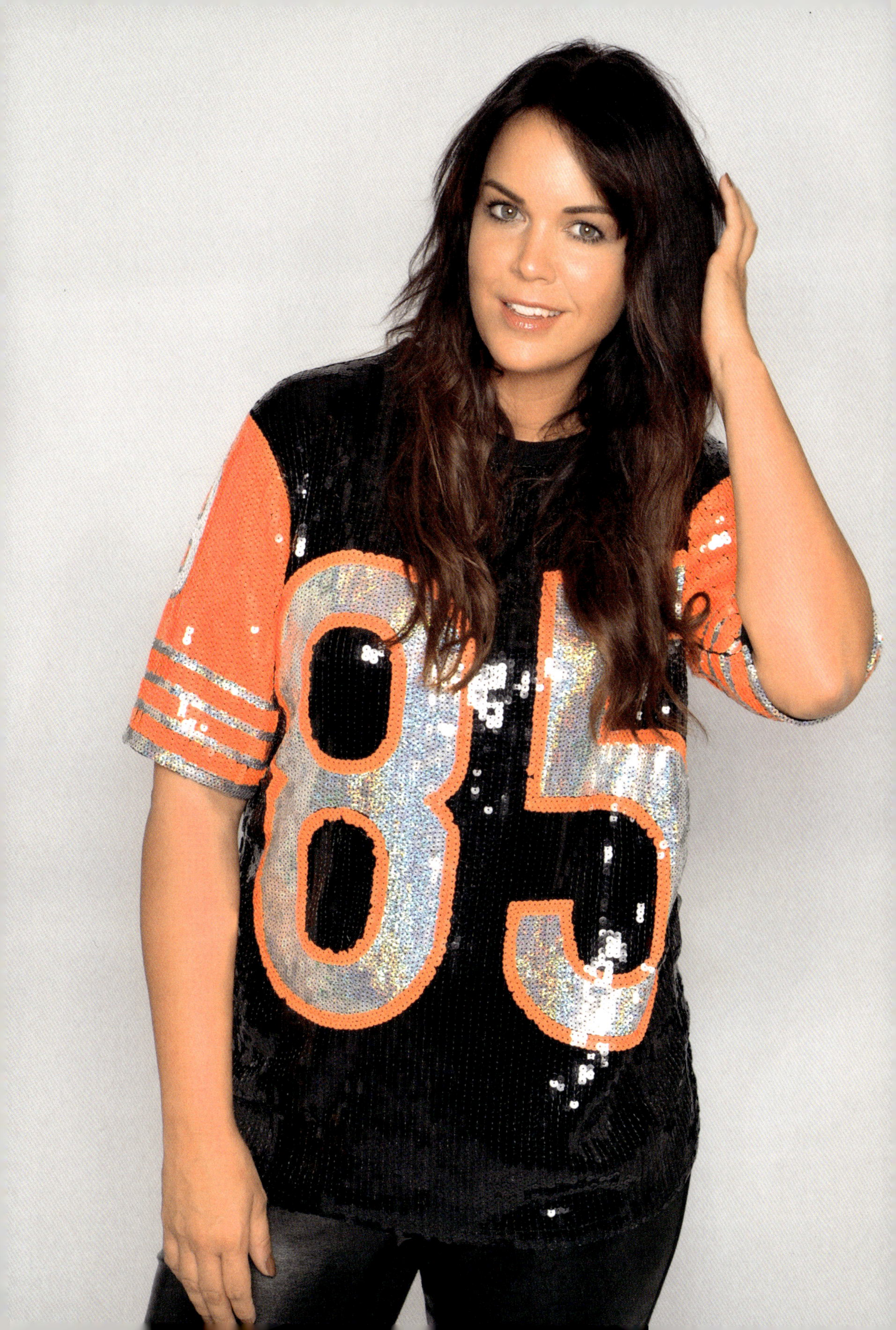
85

-Freche Knallfarben

Auch Knallfarben lassen uns jünger aussehen, auch wenn sie etwas anders funktionieren als Pastellfarben. Pastellfarben lassen uns mädchenhafter und lieblicher wirken, während Knallfarben uns frech und frisch machen. Ein kräftiges Rot ist zum Beispiel immer anziehend und dominant, ein knalliges Grün wirkt beruhigend auf das Gegenüber, und mit Blitzblau strahlt man Souveränität aus. Wichtig ist, dass man die Knallfarben im Outfit mit dem richtigen Make-up abstimmt. Ein bisschen Lipgloss, Wimperntusche und etwas Rouge reichen für einen komplett coolen Look. Sicherheitsfarben wie einfarbiges Braun, Beige, Schwarz oder Grau könnt ihr vergessen, die machen nur alt und langweilig. Finger weg von diesen Schlaftabletten, Knallfarben sind angesagt!

-Jedes Outfit braucht einen Eye-Catcher

Wenn ihr lieber auf einen zurückhaltenden Look und Modeklassiker wie ein weißes Hemd oder einfache Jeans setzt, achtet darauf, dass es in eurem Outfit immer einen Eye-Catcher gibt. Besonders mit Taschen kann man dabei gut spielen: pinkfarben, knallbunt, groß, klein, im Metallic-Look, gold oder silber – mehr braucht es nicht für einen stilsicheren und trotzdem jungen Look, denn mit schrägen Accessoires kann man zeigen, dass man die neuesten Trends kennt und gekonnt umsetzen kann.

-Stilmix hält jung

Jeder hat einen Lieblingslook, der mittlerweile aus der Mode gekommen ist. Die Karottenhose, der Oversize-Pulli, das Westernhemd … Muss das jetzt alles in den Altkleidercontainer? Ich finde nicht. Warum sollte man Kleidungsstücke, die einem gut stehen, einfach wegwerfen? Die Klassiker aus vergangenen Jahren könnt ihr ganz einfach neu kombinieren, dann könnt ihr sie weiterhin stilsicher anziehen. Sei es das weiße Lieblings-T-Shirt oder die abgeschnittene Jeans im Sommer: einfach Knallfarben, Leoprint oder coole Gürtel dazu, dann habt ihr automatisch eine junge und lässige Ausstrahlung. Im Erwachsenenalter hat man ja meistens schon herausgefunden, worin man sich besonders wohl fühlt. Und wenn man sich in seinem Outfit wohl fühlt, wirkt man automatisch ein paar Jahre jünger.

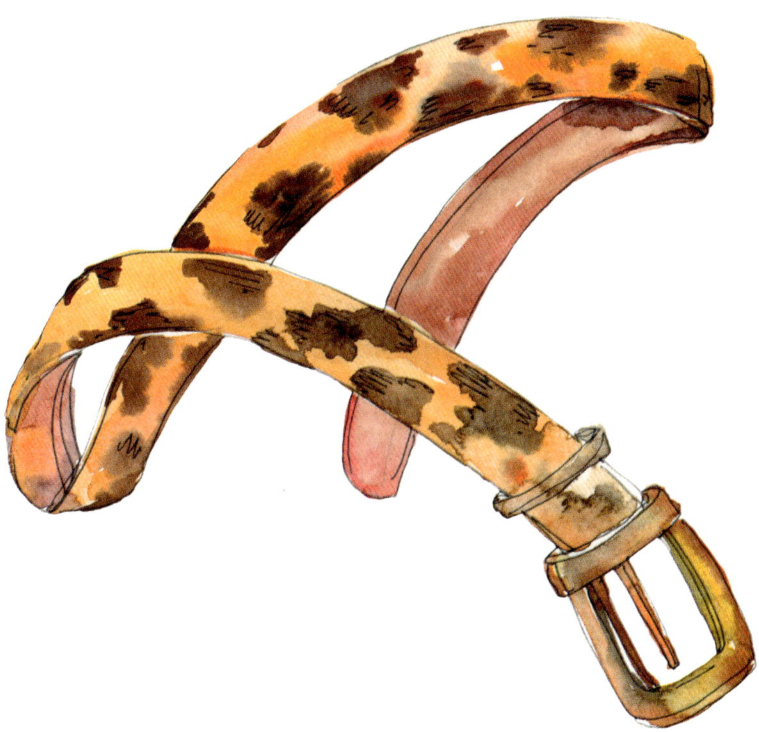

-Finger weg vom Schlabberlook!

Weite Jogginghosen mit ausgebeulten Knien, riesige T-Shirts mit ausgefransten Kragen? Weg damit! Schlabberlook ist nicht nur furchtbar unsexy, sondern macht auch immer alt. Sogar bei 16-Jährigen und auch zu Hause. Schlabberlook sollte es einfach nicht geben. Wenn ihr gerne etwas Schlabberndes tragt, kombiniert es unbedingt immer mit engen Kleidungsstücken, also zum Beispiel einen Oversize-Pullover mit einer engen Hose oder eine weite Hose mit einem engen Oberteil. Und achtet auf das Material, alter und ausgefranster Stoff lässt uns immer etwas älter aussehen. Neue, gepflegte und gebügelte Mode wirkt ordentlicher und jünger.

-Auf Klassiker setzen

Klassiker sind nicht umsonst Klassiker. Das sind Kleidungsstücke, die einfach nie aus der Mode kommen, weil sie über alle Zeiten und alle Trends hinweg gut aussehen: Trenchcoats, weiße Bluse, gut sitzende Bluejeans – wenn die Passform, die Größe und das Material stimmen, sieht man automatisch gepflegt und damit jünger aus, denn ein gepflegter Look sieht immer frischer aus als ein schlampig zusammengestelltes Outfit. Kombinieren kann man die Klassiker mit großen Ohrringen oder einer coolen Frisur, damit liegt man immer voll im Trend.

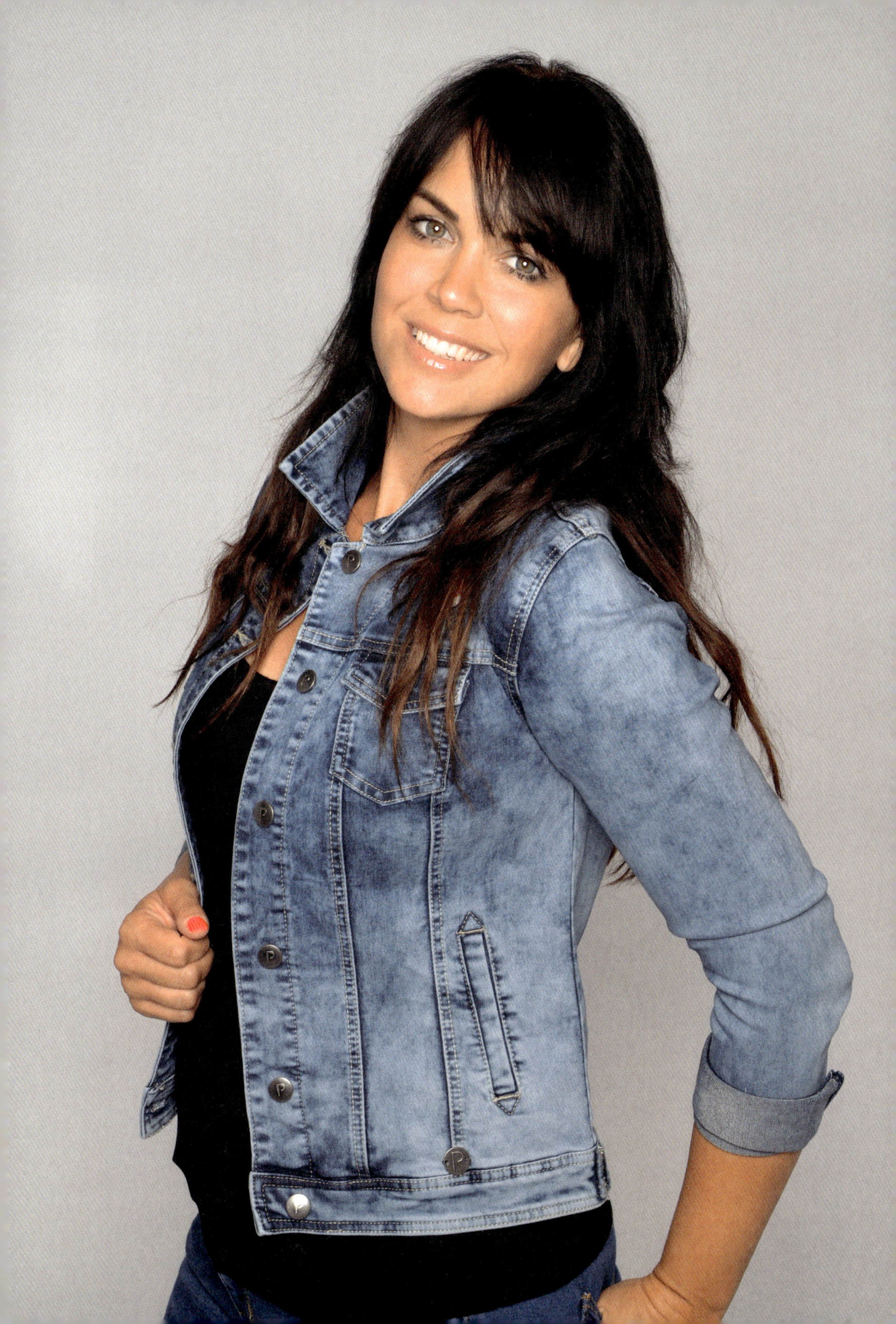

-Das richtige Augenbrauen-Styling

Früher hat man ja von den Augenbrauen gerne mal die Hälfte weggezupft oder sie gleich nur tätowiert oder mit Permanent-Make-up nachgezeichnet. Diesen Trend gibt es heute zum Glück nicht mehr, er lässt nämlich das Gesicht sehr hart und damit auch älter aussehen. Heute setzt man auf große und buschige Augenbrauen, die geben dem Gesicht einen Rahmen und verjüngen uns optisch. Für den perfekten Look muss man sie dann nur noch in die richtige Form bringen. Buschig und nach oben frisiert liegt aktuell total im Trend und lässt uns frisch und sympathisch aussehen. Wenn eure Augenbrauen eher ein bisschen löchrig sind, könnt ihr auf Augenbrauenpuder oder Augenbrauen-Mascara zurückgreifen, um einen schön gleichmäßigen Effekt hinzukriegen. Das alles könnt ihr einfach selbst machen oder, wenn ihr euch unsicher seid, einfach ein professionelles Brow-Lifting ausprobieren. Das kostet ungefähr 100 Euro, und dann müsst ihr euch für ein paar Wochen keine Gedanken mehr über eure Augenbrauen machen. Auch für Brillenträgerinnen ein absolutes Muss!

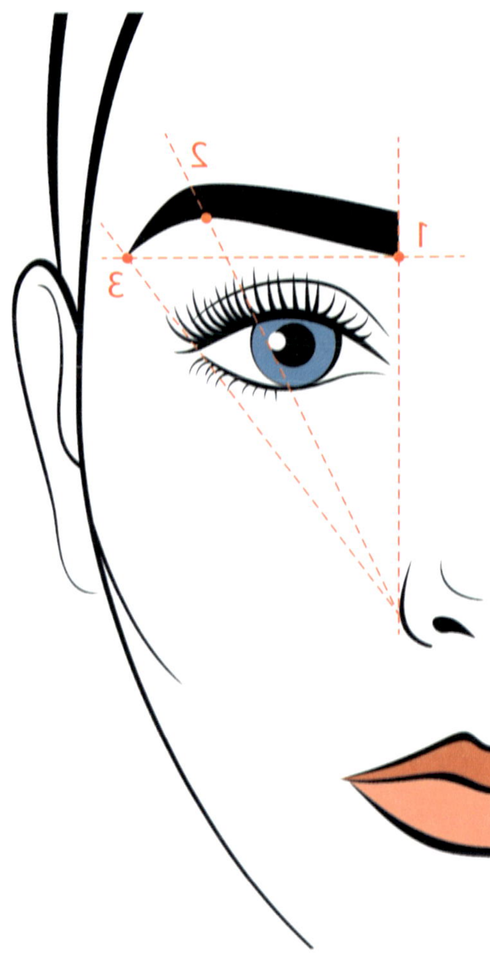

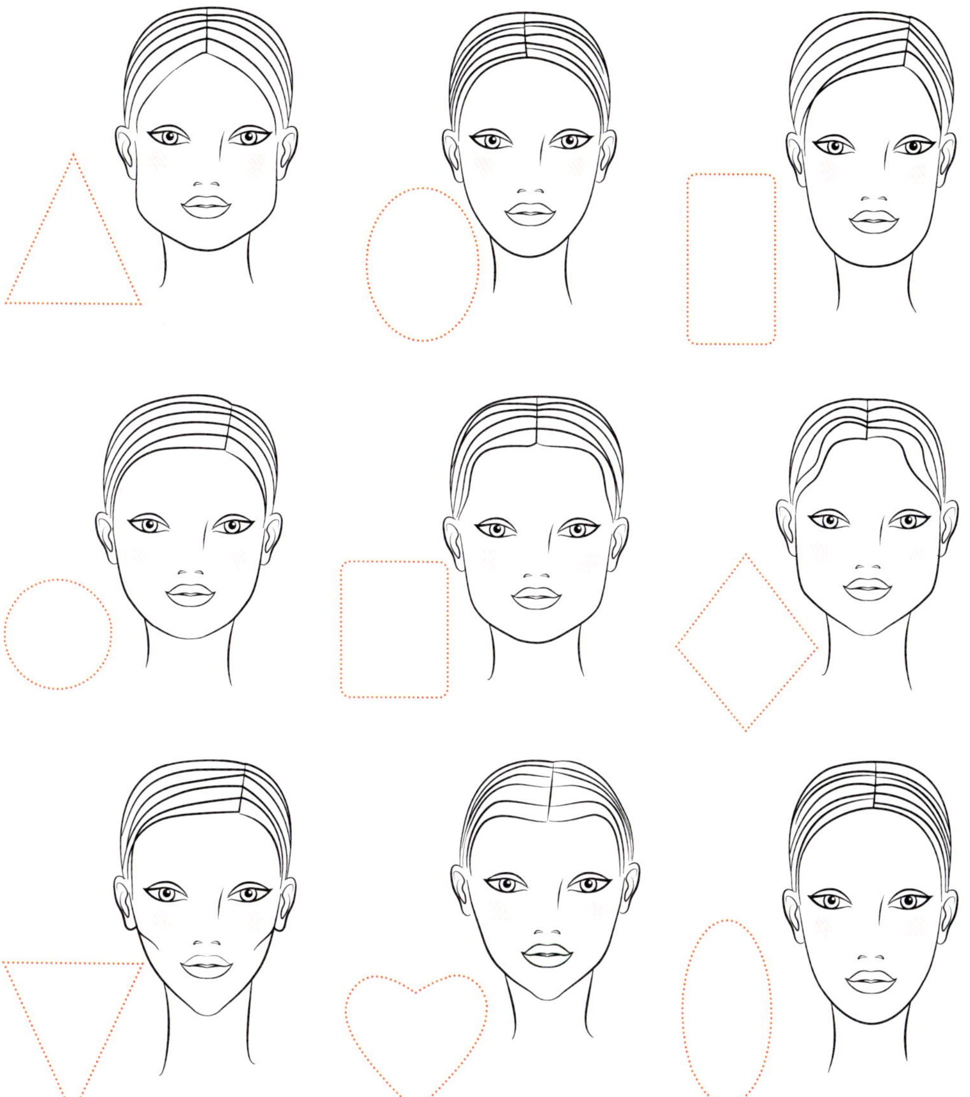

Welcher Schwung für deine Augenbrauen optimal ist, hängt von deiner Gesichtsform ab. Je weicher die Gesichtszüge sind, desto eckiger dürfen die Augenbrauen gezupft werden. Bei einer markanteren Gesichtsform werden die Augenbrauen eher rund gezupft, damit das Gesicht weicher wirkt.

-Die Frisur als Blickfang

Top gestylt, aber die Haare stehen in alle Richtungen? Das kann ein ganzes Outfit ruinieren. Weil die Haare nunmal sehr viel Fokus ziehen, ist es ganz besonders wichtig, dass die Frisur richtig sitzt und die Haare den perfekten Schnitt haben. Grundsätzlich gilt: Je älter man wird, desto mehr sollte man auf kürzere Haare setzen. Lange Haare brauchen speziell im Alter sehr viel Pflege und müssen aufwendig in Form gebracht, geglättet oder gewellt werden. Wer sich den ganzen Aufwand ersparen und gleichzeitig zehn Jahre jünger aussehen möchte, setzt deshalb auf kürzere Haare. Das muss nicht unbedingt gleich ein superkurzer Pixie-Schnitt sein, aber zum Beispiel ein frecher Bob – der setzt unseren Hals in Szene und lässt uns gleich frecher, knackiger und sympathischer aussehen.

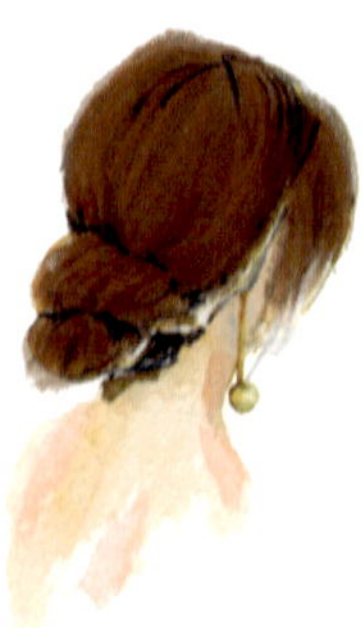

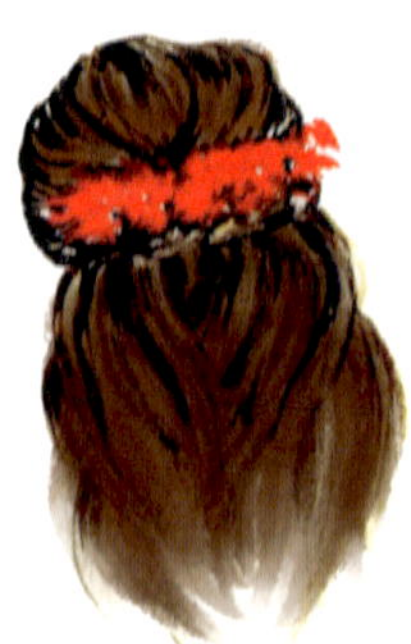

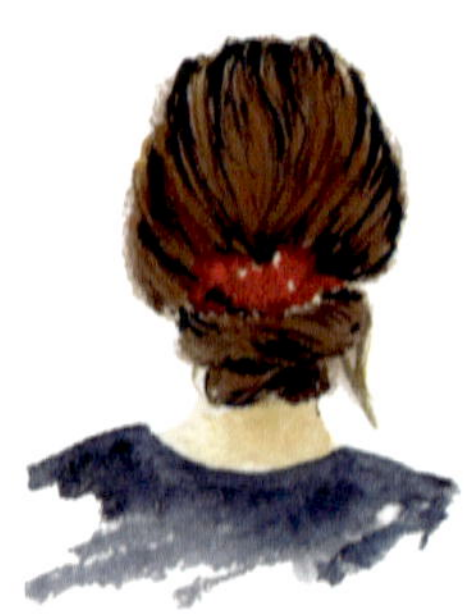

-Helles Augen-Make-up für einen frischeren Look

Auch beim Augen-Make-up gibt es ganz einfache Farbregeln: Zurückhaltendere Farben wie Braun, Beige oder Grau machen das Gesicht eher langweilig und alt, während helle Farben Frische ins Gesicht zaubern: Flieder, Lila, Rot oder auch Orange im Lidschatten erwecken die Haut wieder zum Leben und lassen uns strahlen!

-Nägel lackieren leicht gemacht!

So sehr wir auch versuchen, über unser wahres Alter hinwegzutäuschen, so sehr müssen wir uns bei unseren Händen geschlagen geben, denn an den Händen einer Frau kann man immer ganz genau sehen, wie alt sie ist. Wirklich? Bis zu einem gewissen Grad stimmt das, über gealterte Hände können nicht mal Hollywood-Stars mit ihren vielen Schönheits-OPs hinwegtäuschen. Das heißt aber nicht, dass man nichts tun kann, denn es gibt schon ein paar Tricks, mit denen wir auch unsere Hände optisch verjüngen können. Zum Beispiel die Nagellack-Farbe: Nude, Rosé und helle Pastelltöne lassen die Finger schlanker und länger aussehen und die Hand so viel jünger und vitaler wirken. (Dunkles) Rot, Braun, Schwarz, Grün oder Blau machen die Hände alt und bringen zusätzlich noch die Altersflecken zu Geltung, die wir ja gerade nicht sehen möchten. Achtet also bei euren natürlichen Nägeln ebenso wie bei Kunstnägeln auf helle Farbtöne, egal ob die Nägel lang oder kurz sind – das lässt euch garantiert jünger aussehen!

-Glättungskur fürs Dekolleté

Zu viel Sonne, zu wenig Pflege, Stress oder auch mal zu viel getrunken – all unsere kleinen Sünden sieht man mit der Zeit am Dekolleté. Und ist der Schaden einmal angerichtet, gibt es kaum mehr Cremes oder Schönheits-OPs, die diesen Bereich wieder richtig schön glatt machen. Also ist Tricksen angesagt: Am besten nehmt ihr einfach einen Primer, das ist eine Creme, die man eigentlich unter dem Make-up im Gesicht aufträgt und die für ebenmäßig glatte Haut sorgt. Eine dünne Schicht Primer und darüber ein bisschen Puder oder auch eine glänzende Tages- oder Dekolleté-Creme – voilà, zehn Jahre weggezaubert. Gerade im Sommer bringt das euer Dekolleté einfach richtig schön zur Geltung. Wichtig ist, dass ihr spezielle Dekolleté-Cremes benutzt, die nicht abfärben. Um ganz auf Nummer sicher zu gehen, könnt ihr beim Anziehen des Oberteils auch einfach einen Schal über das Gesicht legen, dann färbt bestimmt nichts ab.

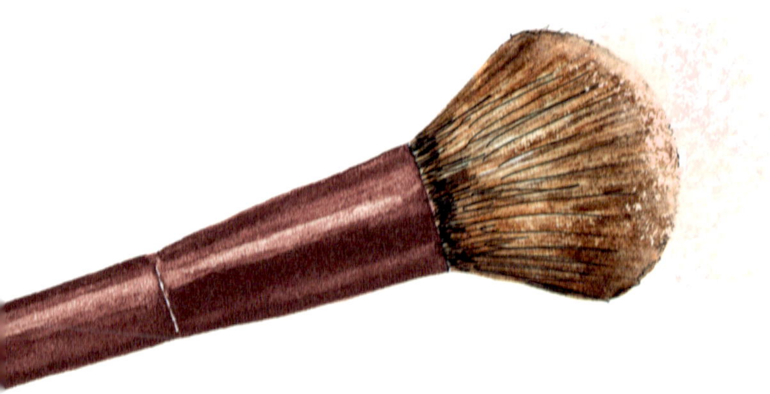

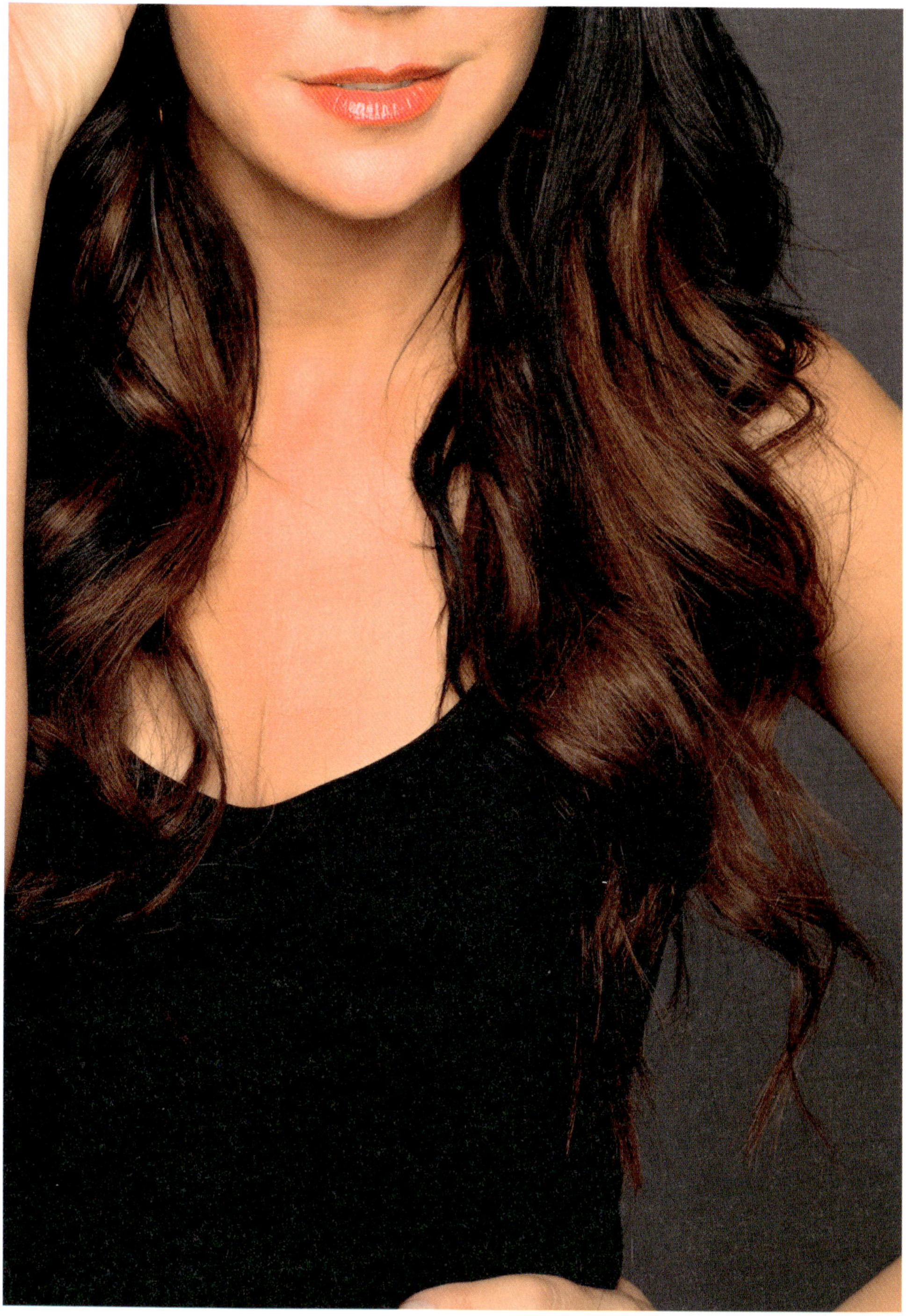

PSST, STRENG GEHEIM! WAS MÄNNER NIE WISSEN DÜRFEN!

Liebe Leserin, liebe Freundin, liebe Zuhörerin, liebe Frau! Das, was du in diesem Kapitel zu lesen bekommst, das dürfen Männer nie erfahren. Sollte unter euch, liebe Leser, also noch jemand sein, der sich gerade eben nicht angesprochen gefühlt hat, bitte ich euch, das Lesen hier zu beenden. Denn in diesem Kapitel verrate ich, was wir Frauen alles machen können, um in jeder Lebenslage perfekt auszusehen. Schummeleien für alle Fälle – aber exklusiv für Frauen. Los geht's!

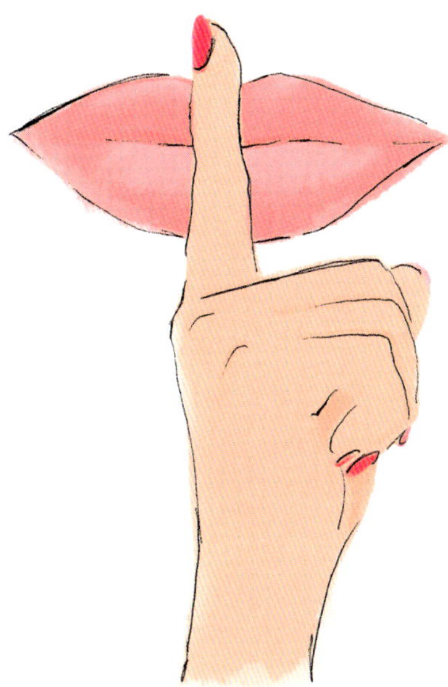

-Ein bisschen Stopfen schadet nicht

Es muss mal wieder schnell gehen, aber der tiefe Ausschnitt sitzt zu locker? Kein Problem, ein ausgestopfter BH hat schon so manches Outfit gerettet. Dafür braucht ihr auch kein spezielles Material, ihr könnt einfach Socken nehmen. Die sind weich und geben der Brust gleich eine super weibliche Form. Aber Achtung: Beim Ausziehen solltet ihr darauf achten, dass ihr alleine im Raum seid, sonst gibt es eine Überraschung mit den rauspurzelnden Socken. Übrigens eignen sich Füßlinge am besten zum Stopfen, die haben die richtige Größe und schmiegen sich der weiblichen Brust sehr gut an. Nicht lachen, ich meine das todernst!

-Nie wieder Schweißflecken

Zarte Materialien wie Seide und transparente Stoffe – ein Traum. Schweißflecken unter den Achseln – der Albtraum. Bei warmen Temperaturen, Aufregung oder Stress hilft nur eines ganz sicher gegen die lästigen Schweißflecken und schlechten Geruch: Teebaumöl-Puder. Das gibt es in jedem Reformhaus, in Apotheken und manchmal sogar in Drogerien zu kaufen. Es ist selbst geruchsneutral und hemmt bei uns die Schweißproduktion. Also einfach ein bisschen Teebaumöl-Puder unter den Achseln oder auch als Erfrischung am Hals auftragen, dann wirkt ihr immer gepflegt und erfrischt, egal ob im Job, beim Bewerbungsgespräch, beim Date oder Dinner.

-Den Haaransaztz kaschieren

Wer einmal begonnen hat, seine Haare regelmäßig zu färben, kennt das Problem: Es ist Freitagabend, wir sind kurz davor, das Haus zu verlassen, aber beim Blick in den Spiegel fällt uns auf, dass wir furchtbaren Nachwuchs haben. Der Ansatz ist deutlich zu sehen, graue Haare blitzen raus, weiße Strähnen drücken sich durch – und kein geöffneter Frisörladen weit und breit. Keine Sorge, dunkelhaarige Frauen können ganz schnell Abhilfe schaffen: Ihr nehmt einfach eure Wimperntusche und färbt den Haaransatz ein. Das hält zwar dann nur bis zur nächsten Haarwäsche, aber für den Moment seht ihr im Handumdrehen top gepflegt aus. Wenn ihr blonde Haare habt, könnt ihr diesen Trick natürlich auch umsetzen: Besorgt euch einfach sehr helle Mascara, dann seid ihr immer für den Notfall gerüstet. Es gibt übrigens auch spezielle Haar-Mascara, aber herkömmliche Wimperntusche funktioniert fast genauso gut und ist immer schnell bei der Hand.

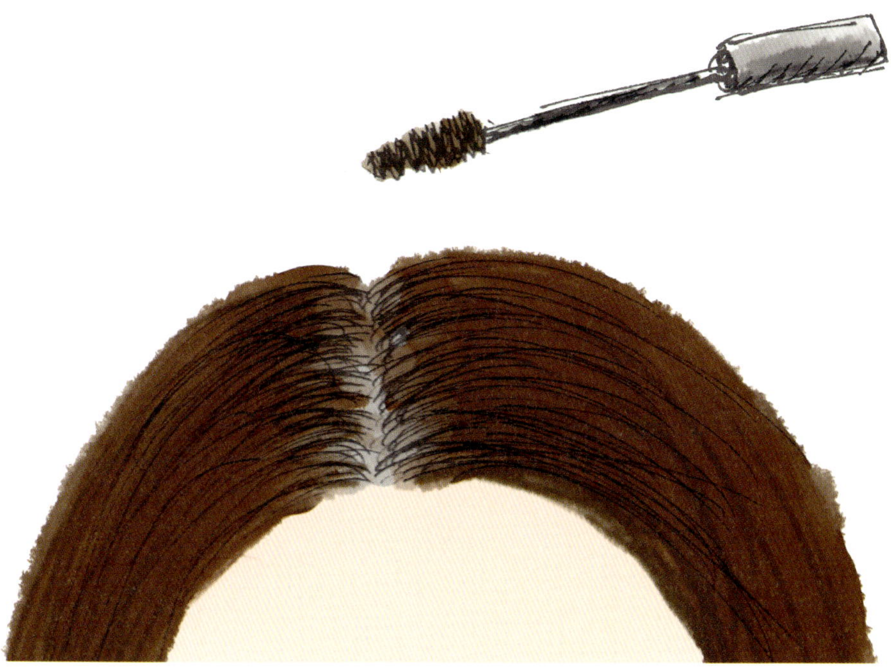

-Top gestylt mit Trockenshampoo

Trockenshampoo verwenden und aussehen als wäre man in einen Pudertopf gefallen? Diese Zeiten sind eindeutig vorbei. Trockenshampoo hat mittlerweile sehr gute Qualität und ist sogar für jeden individuellem Haartyp in unterschiedlichen Farben erhältlich: Egal ob Blondine, rothaarig oder dunkelhaarig, Trockenshampoo ist das A und O in jeder Lebenslage. Wenn ihr einen stressigen Arbeitstag habt, lange in der Küche gestanden oder einfach nicht dazugekommen seid, die Haare aufwendig zu pflegen: Einfach etwas Trockenshampoo in den Nacken und auf den Haaransatz sprühen und mit den Fingern einmassieren, dann seht ihr sofort wieder top gestylt aus – und die Haare duften gleich auch wieder blumig und frisch. Das ist übrigens ein Tipp, den ihr gerne auch den Männern weitererzählen dürft, auch die haben öfter mal ungepflegte Haare.

-Bauch weg mit der richtigen Hose

Endlich mal einen richtig schön flachen Bauch haben? Das geht ganz einfach mit meiner geliebten „Bauchweghose". Das ist eine hochgeschnittene Shaping-Unterhose, die bis zur Taille reicht und einfach unter Kleidern, Röcken und Hosen getragen werden kann. Sie ist aus sogenanntem Mesh, einem festen doppellagigen Material gemacht, das wie ein sehr engmaschiges Gitter am Körper aufliegt und den Bauch extrem flach drückt. Keine Sorge, atmen, essen, tanzen und küssen könnt ihr damit noch ganz normal – und ihr fühlt euch dabei sogar wohler, weil alles dort sitzt, wo ihr es haben wollt. Der Bauch wird einfach ein bisschen umplatziert und auf die Seiten und in die Höhe verteilt. So sieht jede Frau, egal ob Größe 40 oder 52, ein bis zwei Konfektionsgrößen schmaler aus und Etui-Kleider oder eng anliegende Oberteile sitzen einfach fabelhaft. Und Millionärin muss man dafür auch nicht sein, die „Bauchweghose" gibt es schon für wenig Geld zu kaufen.

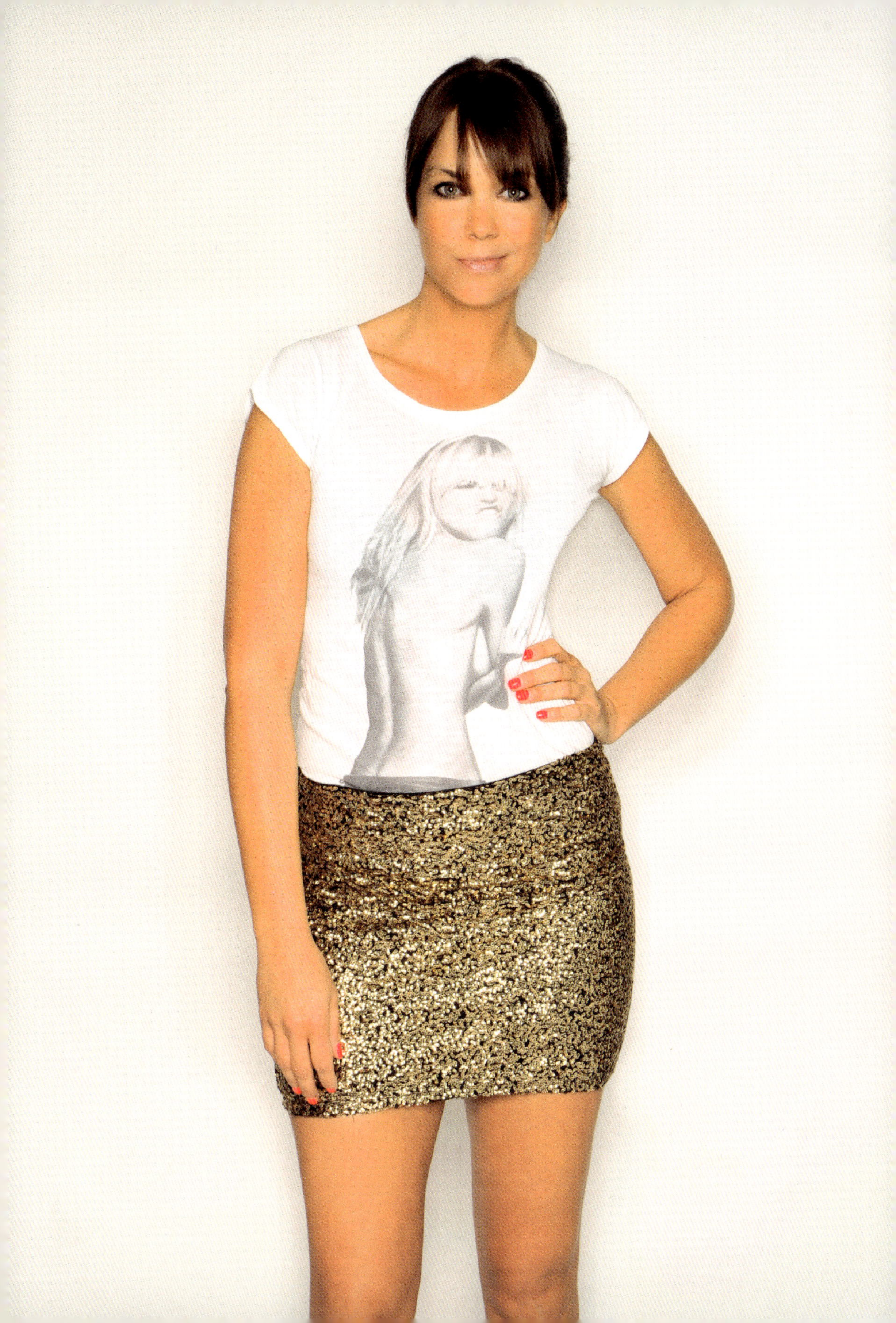

-Der BH sitzt

Wusstet ihr, dass achtzig Prozent der Frauen BHs in der falschen Größe tragen? Na gut, die Zahl ist geschätzt, aber tatsächlich wissen die meisten Frauen nicht, wie man BHs in der richtigen Größe findet. Wenn ihr mir nicht glaubt, probiert es doch selbst mal aus. Nehmt einfach mal ein Maßband und setzt es knapp unterhalb eures Busens eng an, das ist die Unterbrustweite, also 75, 80, 90 oder 95. Danach legt ihr das Maßband locker über die höchste Stelle eurer Brust, um den Brustumfang zu ermitteln. Die Körbchengröße ergibt sich aus der Differenz zwischen Brustumfang und Unterbrustweite, ihr könnt das natürlich ausrechnen, am einfachsten ist es aber, ihr sucht euch im Internet eine Tabelle raus, in der ihr einfach nachschauen könnt. Jetzt vergleicht das Ergebnis mit den BHs in eurem Schrank – und, wie weit liegt ihr daneben? Aber Spaß beiseite, jede Frau hat damit zu kämpfen, ihren Busen richtig in Szene zu setzen. Die richtige Form, die richtige Höhe, ein schönes Dekolleté – das ist alles gar nicht so einfach, aber mit dem richtigen BH zu lösen. Quetschfalten am Rücken, einschneidende Träger – das finden weder wir noch die Männer, die wir beeindrucken wollen, schön. Achtet beim Kauf also unbedingt auf die richtige Größe und greift zu doppellagigen BHs, die euren Busen gut stützen. Besonders ab einer Körbchengröße von 85 C oder 85 D ist es wichtig, stabile BHs zu tragen, die den Busen schön nach oben ziehen und in Szene setzen. Ob Bluse, Jeansjacke oder Blazer – mit der richtigen Unterlage kann nichts mehr schiefgehen.

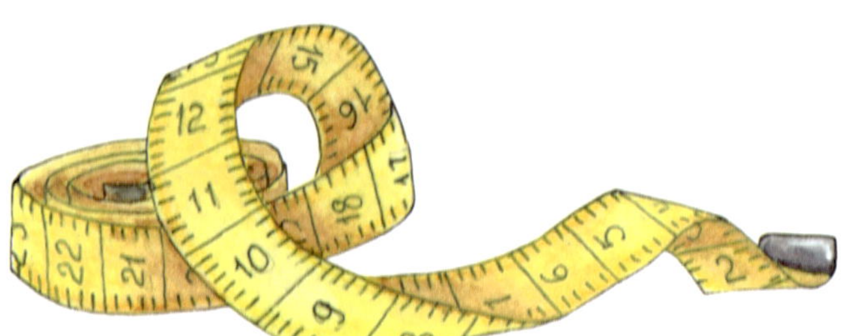

-SOS-Tipp bei abgesplitterten Nägeln

Auf dem Weg zum Date oder zum Dinner, zum Businessmeeting oder Mädelsabend – und dann bricht ein Fingernagel ab. Eine Katastrophe! Aber keine Sorge, auch in dieser Situation gibt es schnelle Abhilfe: Sucht euch sofort die nächste geflieste Toilette und feilt euch die Nägel ganz einfach an den Fliesenfugen, die sind rau und funktionieren genauso gut wie Nagelfeilen. Aber Achtung, jede Nagellackfarbe blättert ab, wischt die Farbe also ganz schnell wieder ab, damit die Fuge nicht verfärbt ist und niemand was von eurer kleinen Notfall-Aktion mitbekommt.

-Rote Lippen soll man küssen ...

Jeder Mann mag rote Lippen. Das Problem: Roter Lippenstift muss immer perfekt aufgetragen sein. Zieht dazu die Lippen mit einem Konturenstift nach und malt sie dann mit einem roten Lippenstift aus. Um auf Nummer sicher zu gehen, könnt ihr dann noch einen Lipstick-Fixer auftragen, das ist so etwas wie ein Wachsstift, der den Lippenstift fixiert. Außerdem könnt ihr nach dem Aufragen einfach den Finger in den Mund stecken und die Lippen einmal zupressen. Dabei bleibt so viel Farbe am Finger haften, dass nachher weniger an den Zähnen kleben kann. Egal ob beim Küssen, beim Reden oder beim Trinken, mit diesen Tricks bleibt der Lippenstift immer auf den Lippen und klebt nicht an Orten, an denen er nicht sein sollte. Übrigens ist bei roten Lippen auch der richtige Farbton ganz entscheidend, es gibt nämlich Rottöne, die die Zähne gelber erscheinen lassen, als sie sind. Achtet deshalb beim Kauf unbedingt darauf, dass ihr eher blaustichige Rottöne kauft, die lassen die Zähne automatisch weißer aussehen.

-Babyweiche Fersen

Für das perfekte Outfit fehlt nur noch die Strumpfhose, aber beim Anziehen stellt ihr fest, dass eure Fersen so trocken und rissig sind, dass sie reißen würde. Würdet ihr versuchen, sie drüberzuziehen? Auch dafür kenne ich den perfekten SOS-Notfall-Tipp: Ihr holt einfach etwas Öl aus der Küche und reibt euch damit die Fersen ein. Wenn das Öl erst richtig gut einmassiert ist, sind die Fersen babyzart und butterweich. Damit kommt ihr garantiert in jede Strumpfhose und jeden Schuh. Außerdem sehen die Füße gleich so viel gepflegter aus, dass sich jeder Mann, dem ihr damit nahe kommt, gleich ein zweites Mal in euch verliebt. Aber aufgepasst, das Öl macht die Füße ganz schön rutschig – seid also vorsichtig, damit ihr nicht auf der Nase landet!

-Zuckersüße Lippen

Der Traum einer jeden Frau: weiche, volle Lippen. Leider hat die kaum jemand von Natur aus, aber auch hier können wir nachhelfen: Verwöhnt eure Lippen ganz einfach, bevor ihr euch schminkt, mit einem Zuckerpeeling. Dazu vermischt ihr einfach Zucker mit etwas Öl und reibt euch die Lippen damit ein. Der Effekt ist sofort sichtbar: Das Peeling regt die Durchblutung an, und die Lippen werden richtig schön erdbeerrot und sogar etwas größer. Voilà: ein richtig schöner voller Kussmund, der auch noch supersüß schmeckt – wenn das nicht die perfekte Vorbereitung für jedes Date ist?

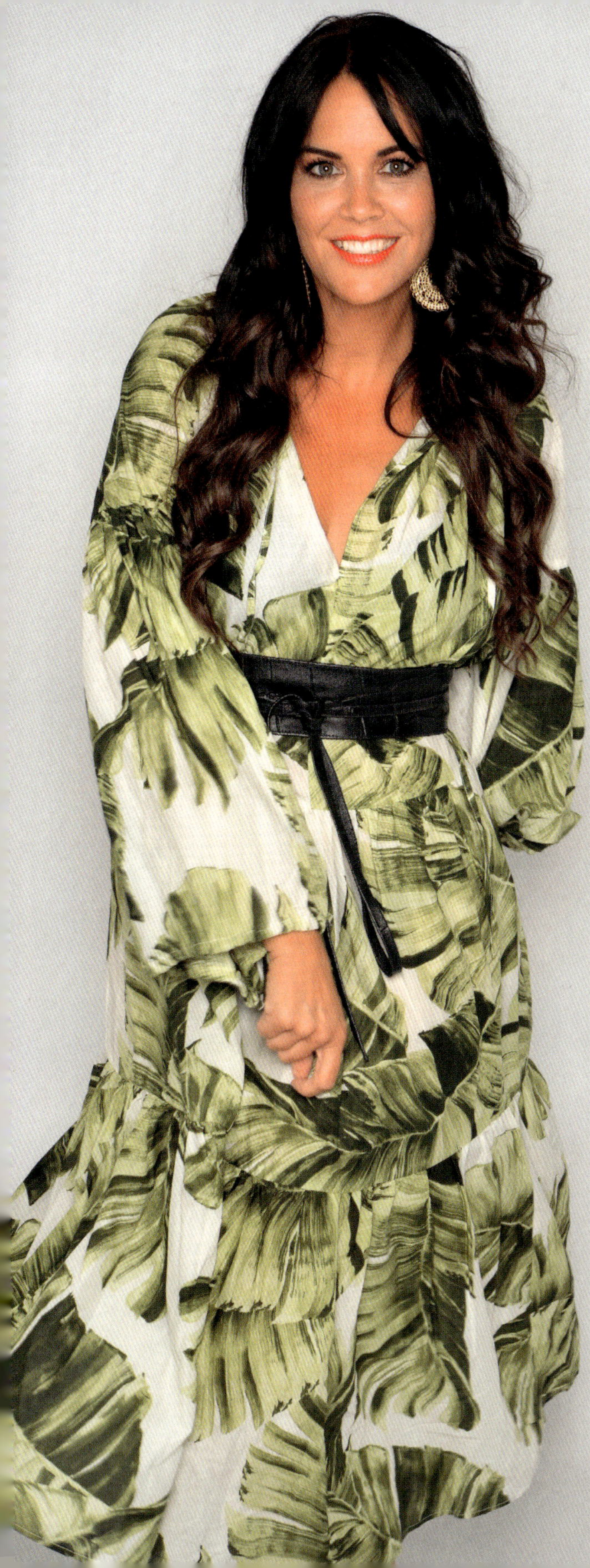

-Eine Sanduhrfigur im Nu

Nicht jede Frau hat von Natur aus eine schmale Taille. Das macht aber gar nichts, denn die können wir uns einfach selbst zaubern: Für eine wunderschöne Sanduhrfigur nehmt ihr einfach einen Stretch-Gürtel – vielleicht habt ihr ja sogar noch einen zu Hause, die waren in den 80ern total im Trend – und tragt ihn über eurem Kleid, eurer Bluse, eurer Tunika oder sogar eurem Blazer. Das teilt die Figur optisch und lässt euch gleich weniger „kantig“ wirken. Wenn ihr den Taillengürtel recht hoch zieht, verlängert er außerdem optisch eure Beine – auf die Figur fährt garantiert jeder Mann ab.

-Richtig verklebt

Was hat ein Besuch im Baumarkt mit Mode zu tun? Mehr als man vermuten würden, denn dort gibt es was zu kaufen, das wir beim Fernsehen sehr oft verwenden, wenn Kleidung perfekt sitzen soll: transparentes doppelseitiges Klebeband. Damit kann man jeden Stoff, der leicht verrutscht, einfach am Körper fixieren. Wenn einem das nicht genug ist, kann man aber auch zu speziellen Haut-Tapes greifen, mit denen man nicht nur Kleidung am Körper fixieren kann, sondern auch ganze Körperteile dort festkleben kann, wo man sie gerne haben möchte. Am besten funktioniert das mit dem Busen: Wenn man ein Kleid oder eine Bluse ohne BH tragen möchte, kann man sich das Dekolleté einfach mit Haut-Tape „zurechtkleben". Wichtig ist nur, dass der Busen die richtige Größe dafür hat, bei großer Oberweite sollte man nicht auf den formenden BH verzichten. Zu kaufen gibt es das geniale Tape oft in der Wäscheabteilung in Modehäusern – den Baumarkt-Besuch könnt ihr euch damit also auch ersparen.

-Optische Brustvergrößerung

Das Modethema der letzten Jahre schlechthin ist Contouring. Contouring bedeutet, dass man durch das gekonnte Setzen von Konturen und Kontrasten Körperpartien betonen und formen kann. Die Wangenknochen etwas höher, die Bäckchen etwas betonter, das Gesicht ein bisschen schmaler – es ist wirklich erstaunlich, wie gut das funktioniert. Ganz besonders hilfreich ist Contouring, wenn ihr euch ein etwas größeres Dekolleté zaubern wollt. Ihr setzt dann einfach mit eurem Puder einen senkrechten Strich genau in der Mitte, also zwischen euren Brüsten, und rechts und links davon zwei etwas dunklere Striche, dann wirkt das Ganze viel größer und geformter. Wenn euch das noch nicht reicht, könnt ihr außerdem am Brustansatz links und rechts halbmondförmig etwas Glitzer auftragen, damit sieht jedes Dekolleté automatische eine Körbchengröße größer aus.

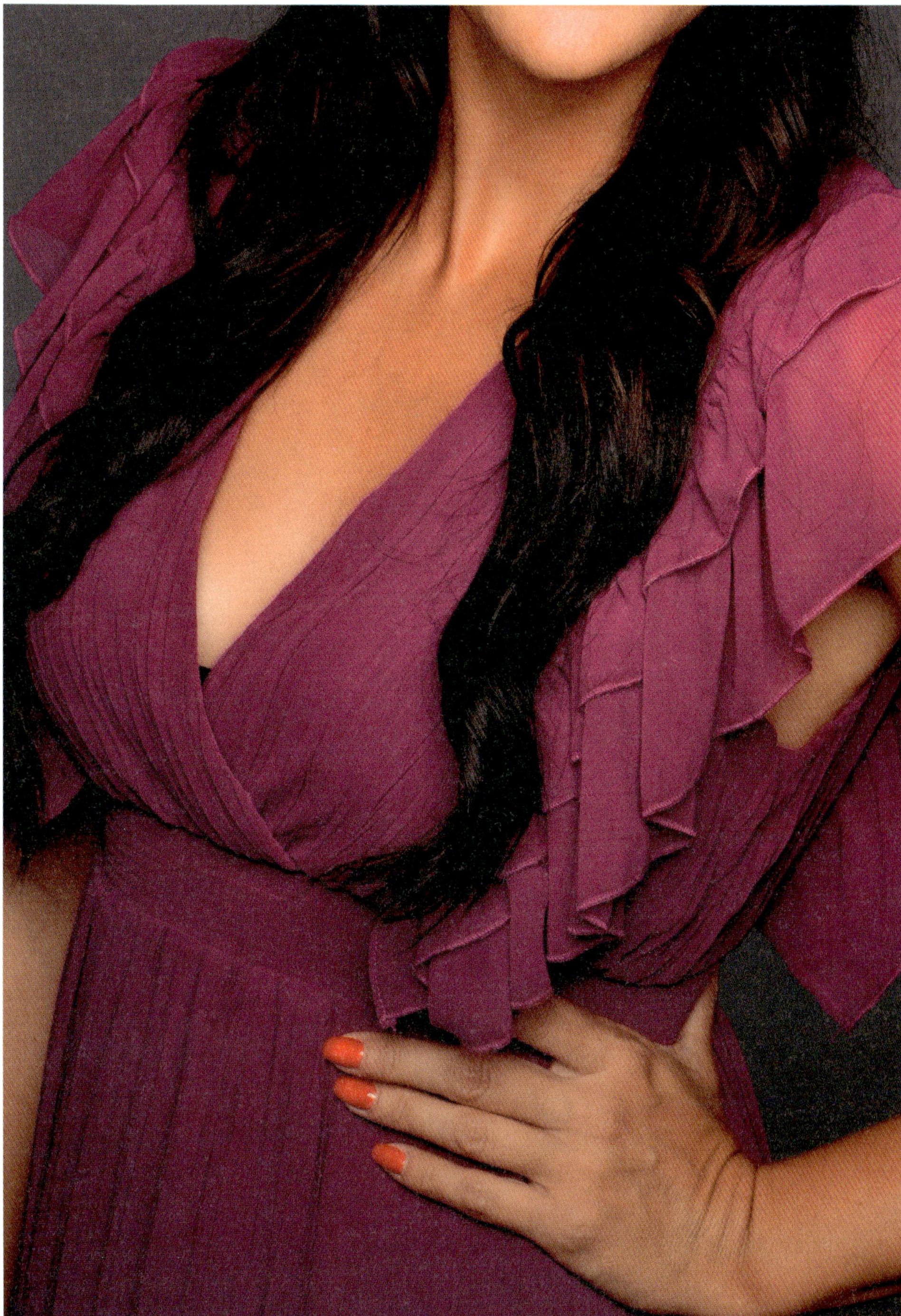

-Richtig ausgebremst!

Ihr seid unterwegs und entdeckt plötzlich eine Laufmasche an eurer Strumpfhose? Für diese Fälle solltet ihr immer Klarlack in der Tasche haben. Einfach am Ende der Laufmasche ein Pünktchen von dem Klarlack auftragen, dann läuft die Masche keinen Zentimeter weiter und ihr seid perfekt gestylt für alles, was ihr vorhabt. Ein uralter Trick, der immer noch super funktioniert!

-Der Traum von endlos langen Beinen

Optische Beinverlängerung gefällig? Leicht gemacht. Wenn ihr euch den Traum von endlos langen Beinen erfüllen wollt, müsst ihr einfach nur zu den richtigen Schuhen greifen. Egal ob Pumps, Ballerinas, Stilettos, Schlapfen oder Sandalen, Hauptsache, eure Schuhe sind nude, also hautfarben. Vergesst schwarze und bunte Schuhe, Schuhe in Nude lassen eure Beine gleich um zwei bis fünf Zentimeter länger erscheinen. Wer es sexy haben möchte, trägt sie in Lack – dann folgen euch garantiert die Blicke aller Männer.

-Sexy Kurven leicht gemacht!

Welche Frau träumt nicht davon, einen Knackarsch wie Beyoncé oder einen sexy Po wie Nicki Minaj zu haben? Mit speziellen Einlagen geht das jetzt ganz einfach: Die sogenannten Po-Pads sehen ein bisschen so aus wie die Kühlpads, die wir benutzen, wenn wir uns verletzt haben, und funktionieren ähnlich wie die Polsterung in Push-up-BHs. Die Po-Pads schiebt man einfach in die Gesäßtaschen einer Jeans und hat im Nu wunderschöne Rundungen. Oder man steckt sie in eine eng anliegende Hotpants -Unterhose und zieht dann die Jeans oder den Bleistiftrock drüber. Wer sich das Stopfen ersparen möchte, kann übrigens auch einfach Jeans mit eingearbeiteten Einlagen kaufen, die gibt es mittlerweile von vielen Marken. Sexy Kurven leicht gemacht! Und ein positiver Nebeneffekt: Man hat auch immer gleich ein Sitzkissen mit dabei.

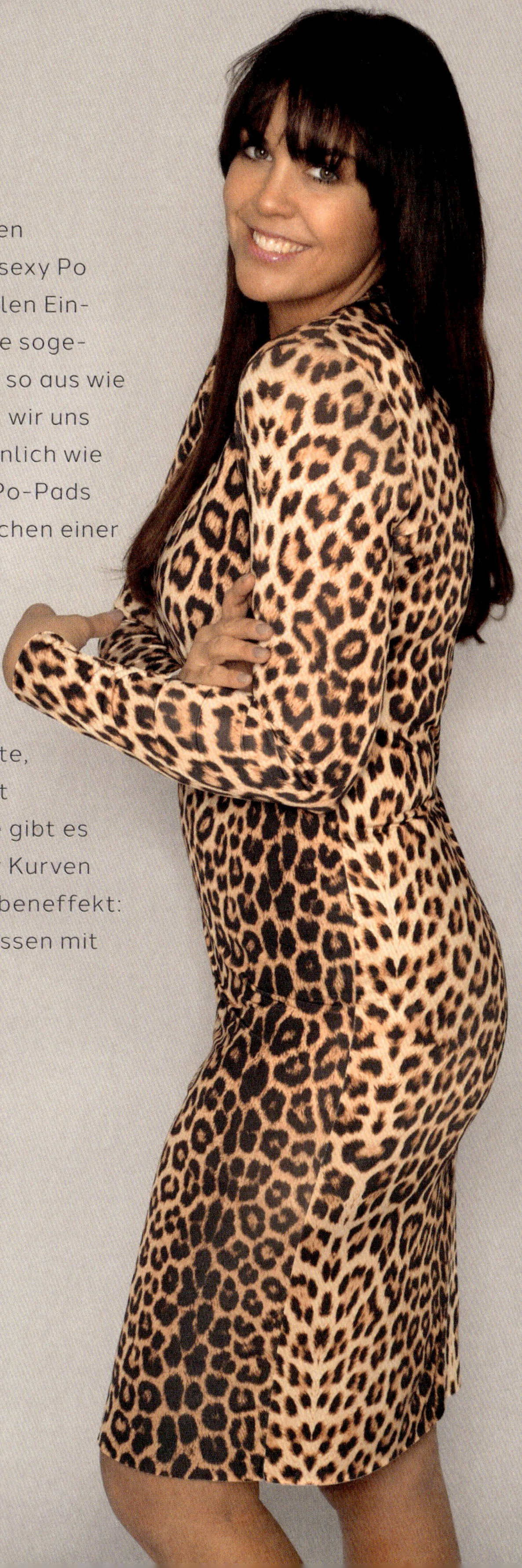

DIE ULTIMATIVEN TIPPS VON DER REUTERIN

Man glaubt ja gar nicht, wie viel in der TV-Welt getrickst wird. Wenn wir den Fernseher einschalten, sehen wir top gestylte, schöne, gepflegte Menschen. Was wir nicht sehen, ist all das, was abgeklebt, weggeklebt, hochgezogen, abgedeckt, überschminkt, vergrößert, verkleinert und und und ... wird. Im Laufe meiner Karriere habe ich alle diese Tricks angewendet oder sie sogar selbst erfunden. Ein paar davon habe ich in meine eigenen Beauty-Rituale mit aufgenommen, denn sie sind super schnell umzusetzen, funktionieren immer hundertprozentig und geben mir die Sicherheit, immer top auszusehen. Lippenstift auf den Zähnen? Gibt es bei mir nicht. Schweißflecken unter den Achseln? Kenne ich nicht. Mattes Haar? Nie gehört. Wenn ihr Lust habt, mit mir gemeinsam ein bisschen hinter die Kulissen der Fernsehwelt zu schauen und dabei alles über meine Lieblingstricks zu erfahren, dann ist dieses letzte Kapitel genau das richtige für euch.

-Mehr Volumen für die Wimpern

Für richtig dichte Wimpern solltet ihr einmal der Babyabteilung in eurer Drogerie einen Besuch abstatten. Kein Scherz: Für den besten Mascara-Effekt betupft ihr die Wimpern ganz, ganz zart mit Babypuder, lasst es ein bisschen anfesten und tuscht euch erst dann die Wimpern. Dieser Trick ist nicht ganz leicht umzusetzen – ich habe ihn von einer hochprofessionellen Visagistin im deutschen Fernsehen –, aber wenn ihr es so hinbekommt, dass das Puder nicht verklumpt, bekommt ihr als Belohnung den schönsten Augenaufschlag aller Zeiten – und das ganz ohne künstliche Wimpern.

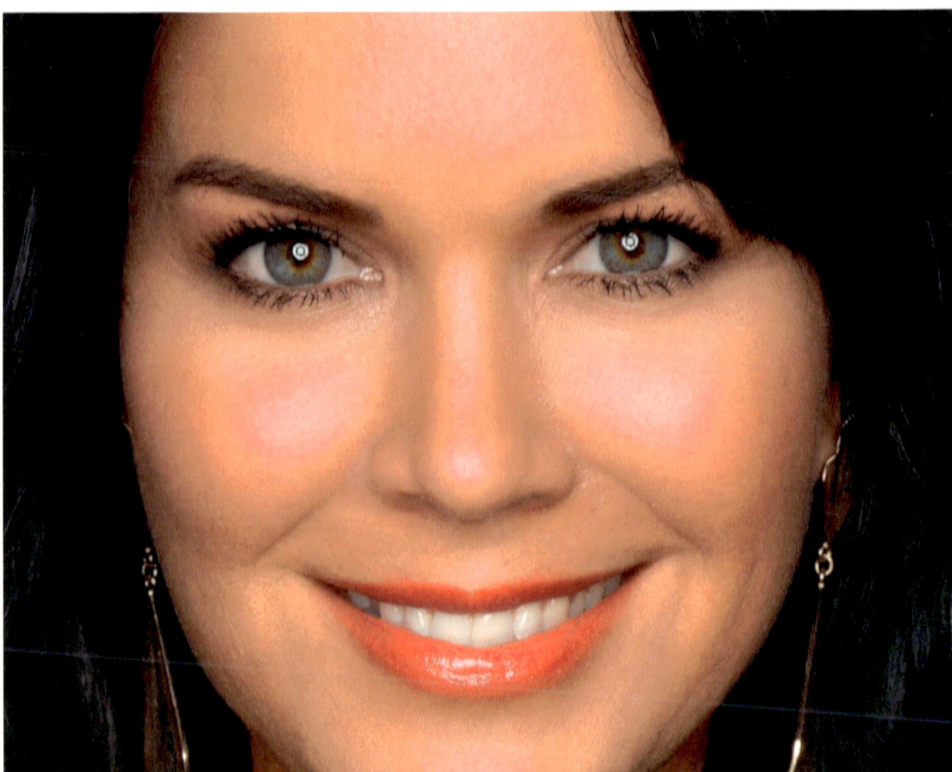

-Mit Fixierspray durch lange Arbeitstage

An manchen meiner langen Arbeitstage muss ich mich schon um vier oder fünf Uhr morgens schminken und dann den ganzen Tag lang top gestylt aussehen. Damit das Make-up, das ich in den frühen Morgenstunden aufgelegt habe, nicht um zehn Uhr schon wieder verwischt ist, verwende ich sehr gerne Fixierspray, das ist ein Feuchtigkeitsspray, der dafür sorgt, dass alles dort bleibt, wo es sein soll. Achtung: Fixierspray, den ihr im Gesicht verwendet, sollte nie mit viel Schimmer versetzt sein, sonst seht ihr aus wie eine Speckschwarte. Den schimmernden Fixierspray könnt ihr aber super auf dem restlichen Körper anwenden – gerade im Sommer sehen die Arme und Beine phänomenal aus, wenn sie leicht schimmern. Und in die Haare gebe ich den Fixierspray auch – einfach, weil er super gut riecht.

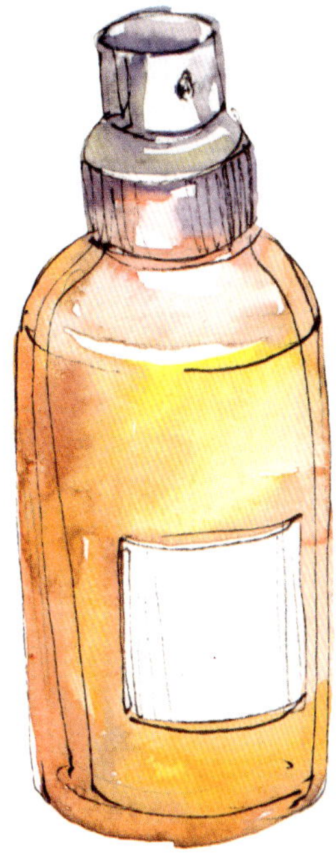

-Schnellhilfe in hitzigen Situationen

An heißen Tagen oder in hitzigen Situationen: Wenn ich merke, dass ich im Gesicht zu schwitzen beginne – bei mir sieht man das leider schnell auf der Nase, am Kinn oder auf der Stirn –, nehme ich Plotting Paper, um die Feuchtigkeit aufzusaugen. Das sind kleine Papierstreifen, die es in jeder Drogerie zu kaufen gibt. Natürlich kann man auch transparentes Puder nehmen, aber ich finde Plotting Paper einfach viel eleganter. Das kann man für den Notfall einfach in der Tasche haben, damit man es sofort zur Hand hat, wenn die Temperatur steigt oder das Gemüt sich erhitzt.

-Aus für Achselflecken

Wenn ihr stark schwitzt und nicht einmal das Teebaumöl-Puder, das ich in einem der vorigen Kapitel empfehle, genügend Abhilfe schafft, könnt ihr einfach dünne Slipeinlagen nehmen und sie euch in den Ausschnitt kleben. Die sind supersaugfähig und nehmen alles auf, was sonst auf eurem Oberteil landen würde. Kein Witz, das funktioniert hundertprozentig!

-Upside down

Wer rundherum gepflegt sein möchte, darf auf keinen Fall seine Füße vergessen. Ich mache deshalb alle drei Tage ein Fußpeeling, aber ich verwende dafür kein herkömmliches Fußpeeling, sondern ein ganz normales Gesichtspeeling, das wirkt wirklich Wunder: Die Nagelhaut wird weich, die Fersen werden zart und die Risse verschwinden. Nach dem Peeling trage ich dick Fußcreme auf und ziehe Socken darüber, die ich über Nacht anlasse. Am nächsten Tag fühlen sich die Füße wie frisch pedikürt an. Wer sich den Gang in die Drogerie ersparen möchte, kann übrigens auch einfach Zucker mit Zitronensaft vermischen, das wirkt genauso gut und macht auch superschöne Füße.

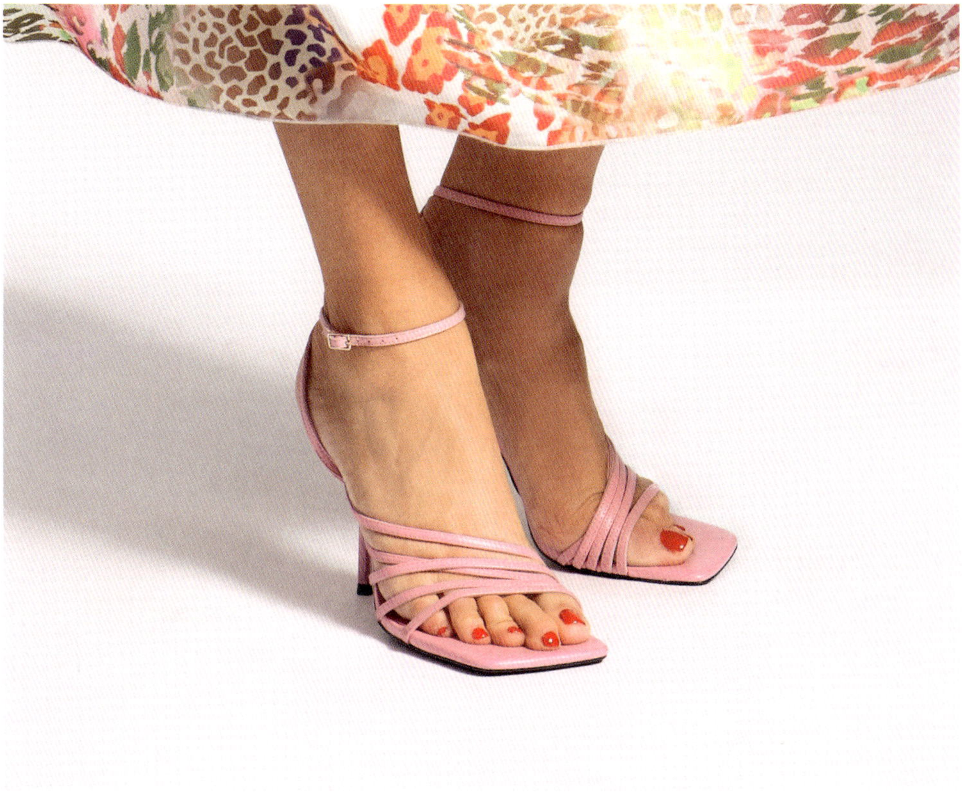

-Ein frischer Teint

Für einen perfekten Teint und eine frische Ausstrahlung mache ich alle zwei Tage eine Gesichtsmaske. Am liebsten mag ich sogenannte Peel-off-Masken, das sind Gesichtsmasken, die an der Luft trocknen und dann einfach abgezogen werden können. Die ziehen auch noch die hartnäckigsten Verunreinigungen aus dem Gesicht. Peel-off-Masken sind super bei Hautunreinheiten, gerade wenn sie um den Mund herum auftreten. Sie können dann auch öfter verwendet und nur gezielt auf den betroffenen Stellen angewendet werden. Am besten eignen sich dafür Gesichtsmasken mit Aktivkohle. Nicht erschrecken, die sind schwarz, sorgen aber dadurch, dass sie antibakteriell sind, für eine sehr reine und jugendliche Haut – perfekt fürs Fernsehen und den Alltag!

-Pickel weg wie nichts!

Egal ob man vor der Kamera steht oder nicht, Pickel können einem so richtig den Tag vermiesen. Es nervt einfach, wenn man am Tag vor einem wichtigen Termin, einem Meeting oder Date in den Spiegel schaut und unerwünschte Besucher im Gesicht entdeckt. Ich habe schon richtig viel ausprobiert und eine effektive Methode gefunden: Am Abend schmiere ich Zugsalbe aus der Apotheke auf den Pickel, klebe ein Pflaster drüber und lasse das Ganze über Nacht wirken. Das sieht nicht wirklich attraktiv aus, wirkt aber Wunder: Innerhalb von ein paar Stunden ist der Pickel verschwunden oder zumindest so klein, dass man ihn leicht überschminken kann. Das Meeting, das Date oder die Fernsehaufzeichnung ... kann kommen!

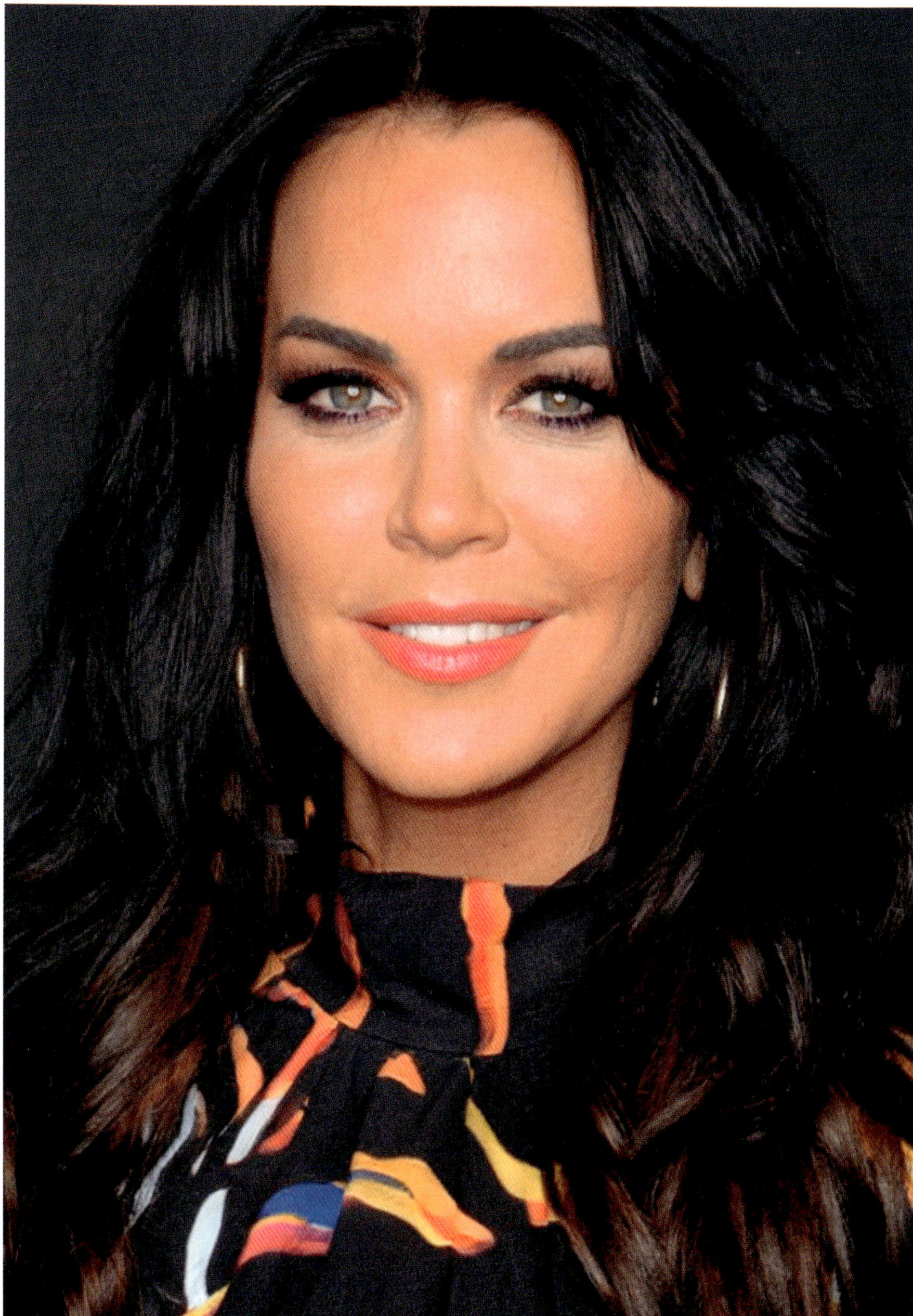

-Duftendes Haar

Meine Haare muss ich ungefähr alle zwei bis drei Tage waschen. Aber zwischen den Wäschen werden die natürlich für meine Auftritte, Meetings und Termine – und natürlich einfach für mich – sehr viel bearbeitet. Den frischesten Duft bekommt man natürlich nur mit einer gründlichen Haarwäsche, aber wenn dafür gerade keine Zeit ist, kann man auch ein bisschen tricksen: Ich benutze grundsätzlich Körpersprays für die Haare. Die sind sehr feuchtigkeitsreich und machen die Haare deshalb wunderschön. Außerdem duften sie einfach super und lassen die Haare wie frisch gepflegt erscheinen.

-Nie wieder Hauben-Haare!

Ihr wart gerade beim Frisör, aber schon ein paar Stunden später ist die top Frisur wieder in sich zusammengefallen? Auch dagegen kenne ich einen Trick: Ansatzpuder. Das ist ein spezielles Puder, das man in jeder Drogerie kaufen kann. Man massiert es einfach mit den Fingern in den Haaransatz, und die Haare stellen sich wieder auf. Das funktioniert übrigens auch an nasskalten Tagen super – Hauben und Kapuzen? Egal, die Frisur sitzt.

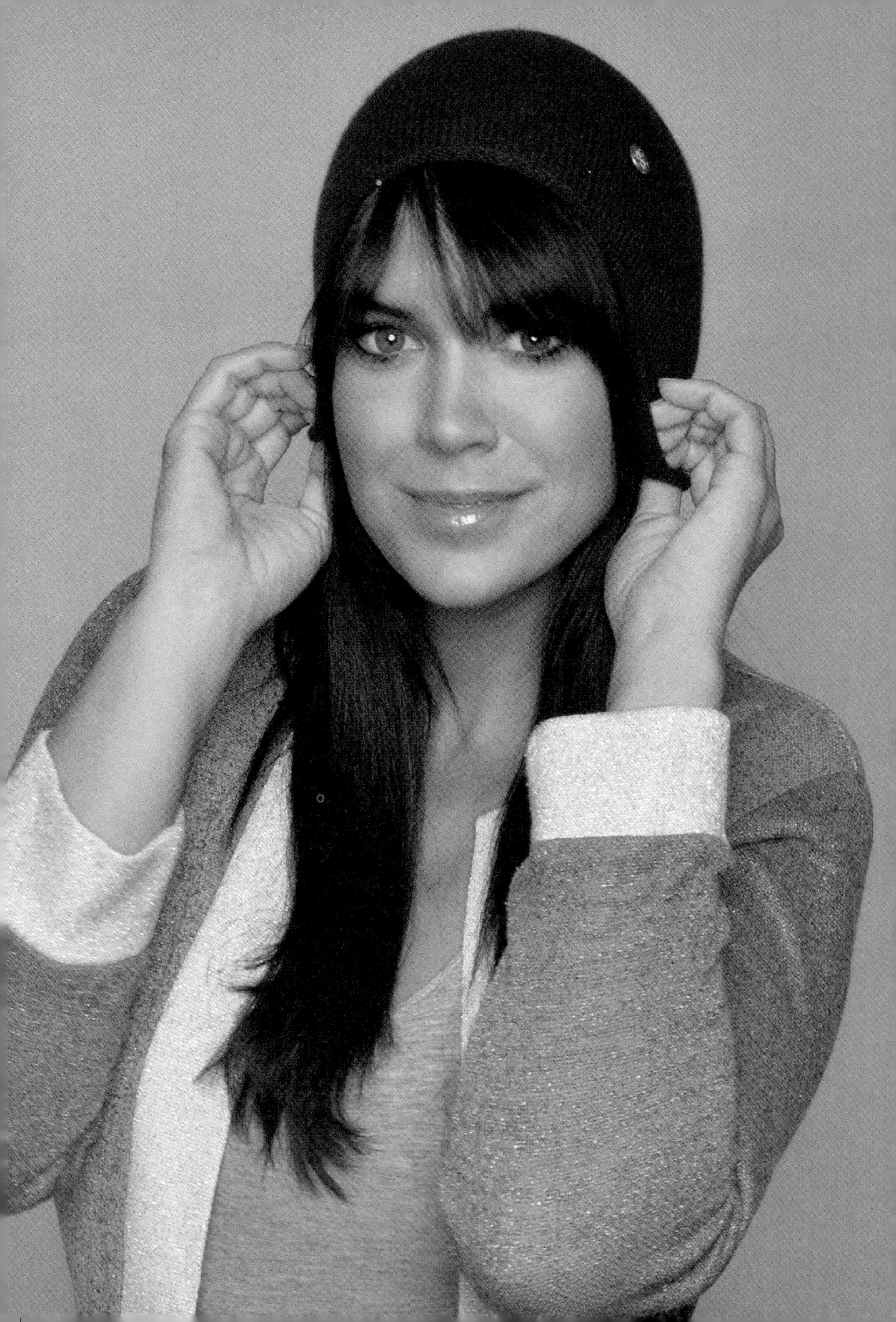

-Vorhang auf!

Mein Markenzeichen ist mein Pony. Und dabei spreche ich nicht von einem Tier, sondern von meinen geliebten Stirnfransen. Die trage ich schon seit zwanzig Jahren gleich, und ich schneide sie immer selber. Ein Frisör darf da nicht ran. Bei den wenigen Gelegenheiten, bei denen ich doch einen Frisör schneiden hab lassen, war ich immer unzufrieden. Mein Pony geht ganz weit hinten los, nämlich bei der Mitte des Kopfes. Außerdem ist er ultralang, er endet unterhalb der Augen. Ich schneide ihn immer in Halbmondform. Dazu teile ich die Haare, die geschnitten werden sollen, ab, frisiere sie nach vorne und schneide sie zuerst gerade ab. Erst danach schneide ich halbmondförmig Richtung Ohren. Wichtig ist nur, dass die Haare bis unter die Augen gehen, sonst sieht der Pony schnell aus wie ein Pixie-Schnitt. Damit ich dann noch etwas sehe, mache ich ihn mittig beim Mittelscheitel auf wie einen Vorhang. Deshalb nennt man diese Art des Ponys auch Curtain Bangs. Ob Bob, Kurzhaarfrisur, Pferdeschwanz, der Pony peppt jede Frisur auf.

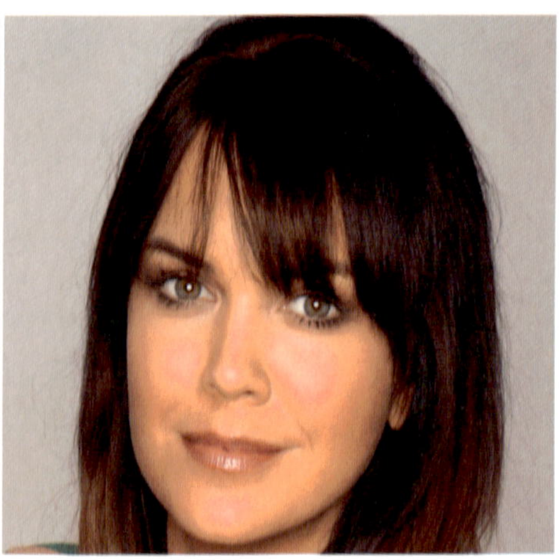

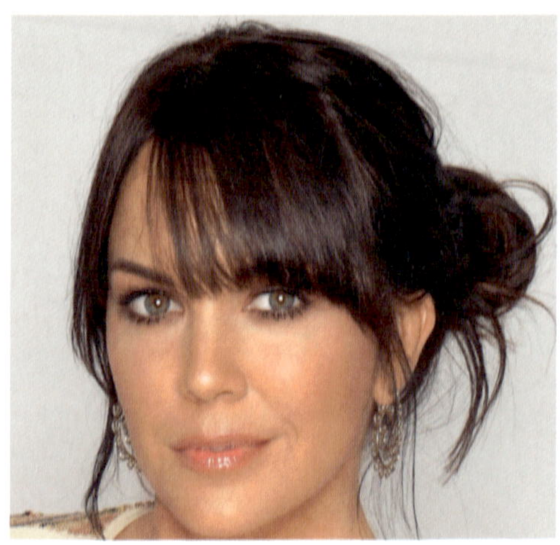

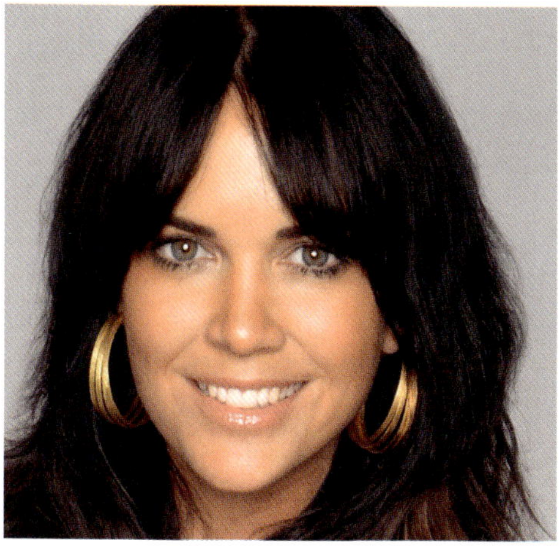
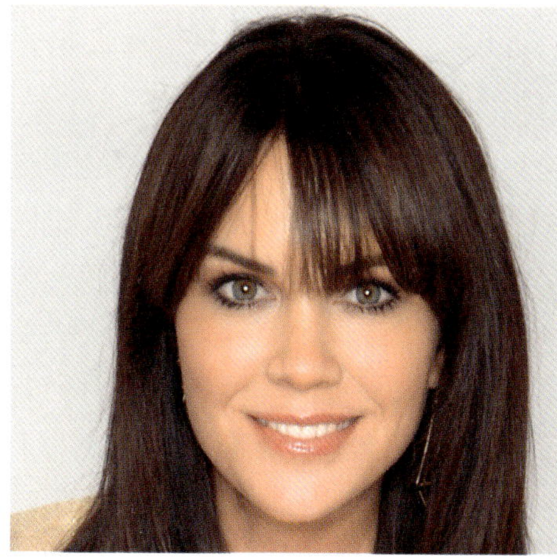
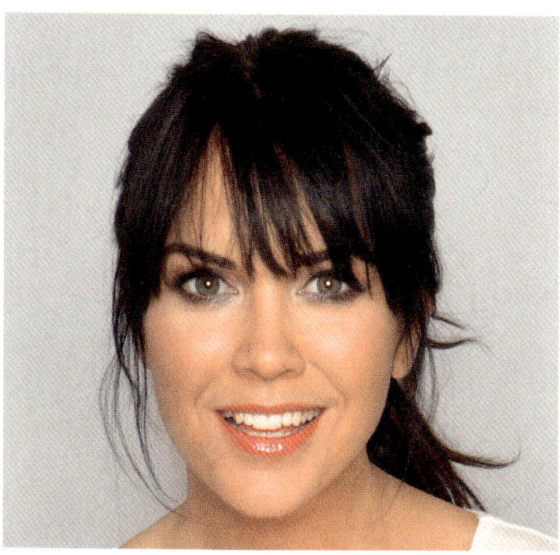
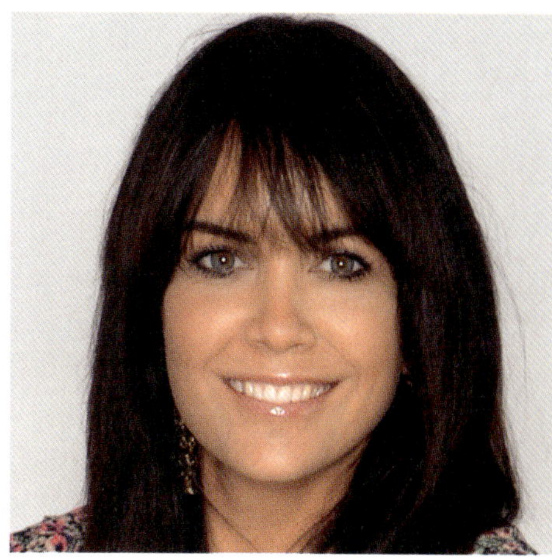

-Laufen für die Laune

„Wie viel wiegst du?“, ist eine Frage, die viele Frauen sehr ungerne hören. Mir kann man die aber gerne stellen, denn ich kann guten Gewissens einfach darauf antworten: „Ich habe keine Ahnung.“ Ich habe noch nie eine Waage besessen und habe wirklich keinen blassen Schimmer, wie viel Kilo ich habe. Ich finde auch, wir Frauen haben viel wichtigere Dinge zu tun, als uns den Kopf über unser Gewicht zu zerbrechen. Kurven sind doch einfach super-sexy und können wunderschön in Szene gesetzt werden.
Die einzige Waage, die mich je gesehen hat, war die im Krankenhaus, auf die ich mich stellen musste, als ich schwanger war. Stolze 120 Kilo habe ich damals gewogen – das hat mich dann schon ein bisschen vom Hocker gehauen. Aber ich sage immer, ich bin groß, das versendet sich. Spaß beiseite, ich glaube, wenn ich nicht laufen gehen würde, hätte ich auch ohne Schwangerschaft 120 Kilo. Ich esse einfach wahnsinnig gerne. Das ist aber nur ein Grund dafür, dass ich jeden Tag laufen gehe, denn Laufen ist einfach das schönste Work-out. Egal ob nur fünf Minuten oder eine Stunde, jeden Tag ein bisschen Sport ist gut für die Fitness und für die Laune. Man merkt sofort, wie der Körper sich verändert, kräftiger und gesünder wird. Und das ist doch die beste Belohnung, oder nicht? Joggen, Radfahren oder auch nur Spazieren, Bewegung an der frischen Luft, macht schön und glücklich!

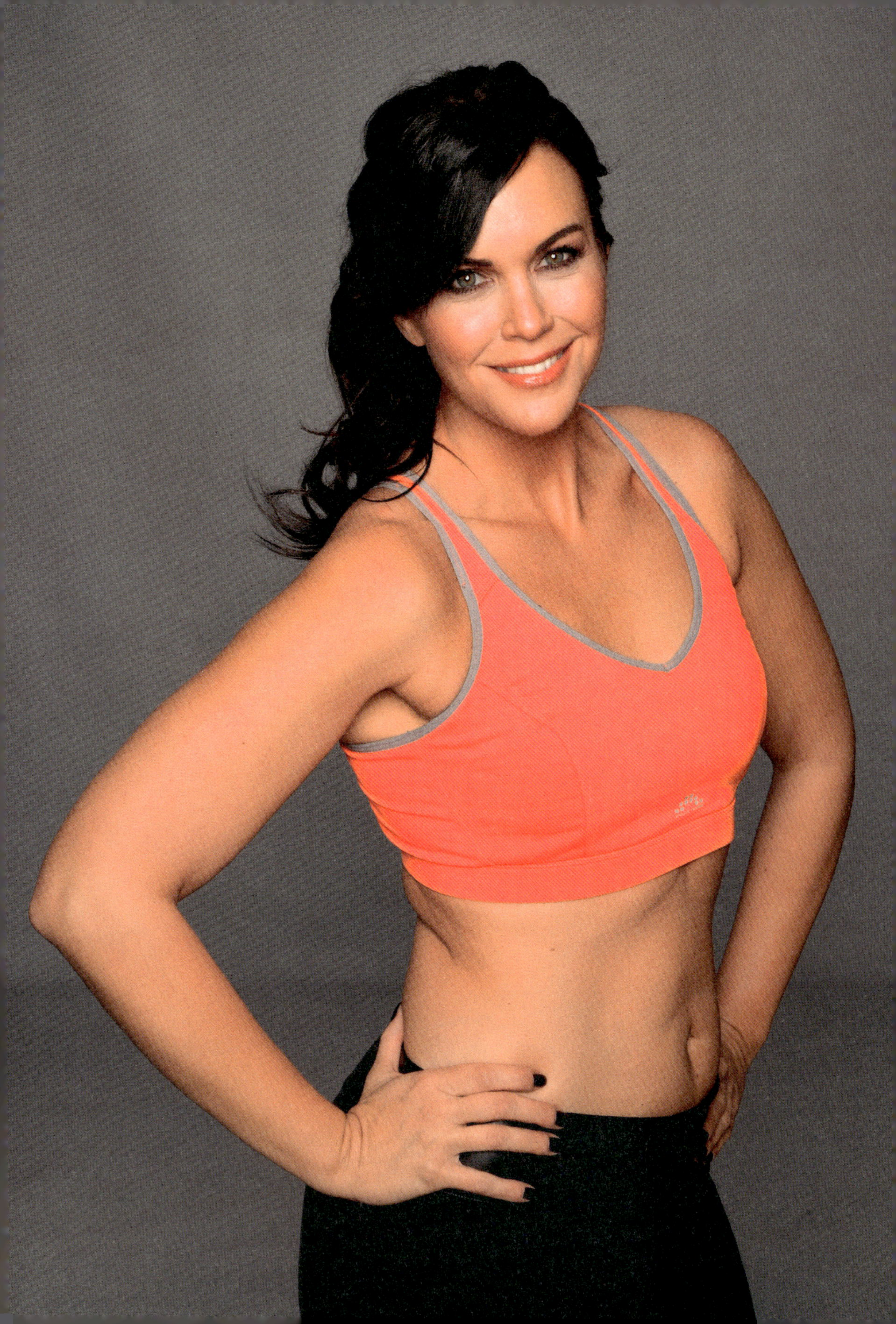

-Eine feine Nase

Ich habe eine sehr kleine Nase. Ich weiß, ihr googelt jetzt sofort Bilder von mir, um das nachzuprüfen, aber Pech gehabt: Wenn ich öffentlich auftrete, versuche ich immer, meine Nase so zu schminken, dass sie etwas größer und konturierter aussieht. Dabei muss man aber vorsichtig sein, wenn man falsch konturiert oder einfach zu viel Puder nimmt, kann es passieren, dass die Nase plötzlich riesig aussieht. Der Teufel liegt also wie immer im Detail. Mein Tipp: Kauft euch braunes Puder oder ein Contouring-Puder und setzt rechts und links an der Nase entlang einen senkrechten Strich. Achtung, nicht zu viel benutzen! Wenn ihr das richtig geübt habt, sodass ihr zwei kleine Striche rechts und links hinkriegt, sieht die Nase gleich viel schmaler und weicher aus und fügt sich besser in das Gesicht ein. Wenn ihr diesen Trick anwendet, dürft ihr aber auch die Wangen nicht vergessen: Ihr setzt einfach unterhalb des Wangenknochens mit Puder einen braunen Strich und verblendet den, dann hat das ganze Gesicht gleich mehr Form und Kontur. Klappt im Alltag genauso gut wie vor der Kamera!

-Der ultimative Reuterin-Look

Was bei meinem Look niemals fehlen darf? Lidschatten! Ich liebe Lidschatten. Gerne auch in Braun- oder Lilatönen. Den trage ich nicht nur auf dem Lid auf, sondern auch am unteren Lidrand, also unterhalb des Auges. Das bringt die Augen einfach phänomenal zur Geltung, vor allem bei dunkelhaarigen Frauen. Ich nehme also für den unteren Lidstrich keinen Kajalstift, sondern denselben Lidschatten, den ich auch auf dem Augenlid auftrage. Den trage ich am Lidrand bis ganz vorne auf, verblende das Ganze und setze dann von der Mitte des unteren Lidrands bis zum inneren Augenwinkel einen hellen Glanz-Lidschatten. Der sorgt dafür, dass man immer frisch und ausgeschlafen wirkt – und das macht einen gleich um ein paar Jahre jünger!

-Ein sensationeller Augenaufschlag

Ich bin ja ein richtiger Wimpern-Fan. Um einen Look perfekt zu machen, gibt es fast nichts Wirksameres als einen schönen Augenaufschlag. Im Fernsehen benutzt man dafür oft Wimpernbänder, also Bänder, an denen künstliche Wimpern fixiert sind und die man nur noch aufkleben muss. Im Fernsehen funktioniert das wunderbar, im Alltag sehe ich das eher kritisch. Das sieht einfach sehr schnell künstlich aus, weil man leicht erkennen kann, dass getrickst wurde. Stattdessen verwende ich gerne Einzelwimpern, die gibt es in jeder Drogerie zu kaufen. Man nimmt dann einfach mit einer Pinzette einzelne Wimpern und klebt sie mit dem beigelegten Kleber auf. Wenn sie zu lang sind, kann man sie vor dem Aufkleben einfach mit einer Nagelschere zurechtschneiden. Am besten ist der Effekt, wenn man wirklich nur am äußersten Wimpernrand zwei bis drei einzelne Wimpern einklebt, das zieht die Augenwinkel optisch nach oben und macht wunderschöne Cat-Eyes, sieht aber immer noch sehr natürlich aus. Das funktioniert übrigens bei jeder Jahreszeit. Ob bei glühender Hitze im Sommer oder bei klirrender Kälte im Winter, der Augenaufschlag ist immer sensationell.

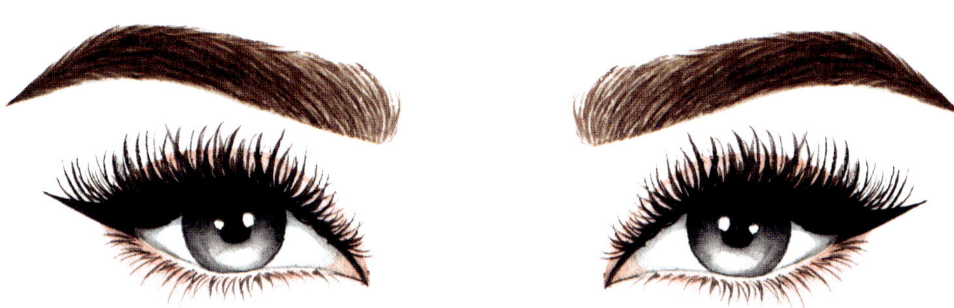

-Locken über Nacht

Mein Markenzeichen sind meine Haare. Ohne meine langen Haare und meine Curtain Bangs gibt es mich eigentlich nicht. Ich gehe auch sehr offen damit um, dass ich manchmal ein bisschen nachhelfe: Ich trage sehr gerne Haarteile und Extensions. Warum auch nicht? Mittlerweile gibt es so tolle Clip-in-Extensions und Haarteile, die so einfach zu handhaben sind, da wäre es ja fast fahrlässig, die nicht auch zu benutzen.
Damit die Locken immer schön fallen, lasse ich sie mir entweder beim Friseur drehen, oder ich mache es selbst. Dazu wasche ich mir am Abend die Haare und binde mir dann tief im Nacken einen ganz engen Pferdeschwanz. Dann gehe ich ins Bett und am nächsten Tag habe ich perfekte Beach-Waves. Locken über Nacht! Damit die dann aber auch den ganzen Tag halten, sprühe ich sie ordentlich mit Haarfestiger und Haarspray ein. Ein Sommerlook mit wunderschönen Locken – leicht gemacht!

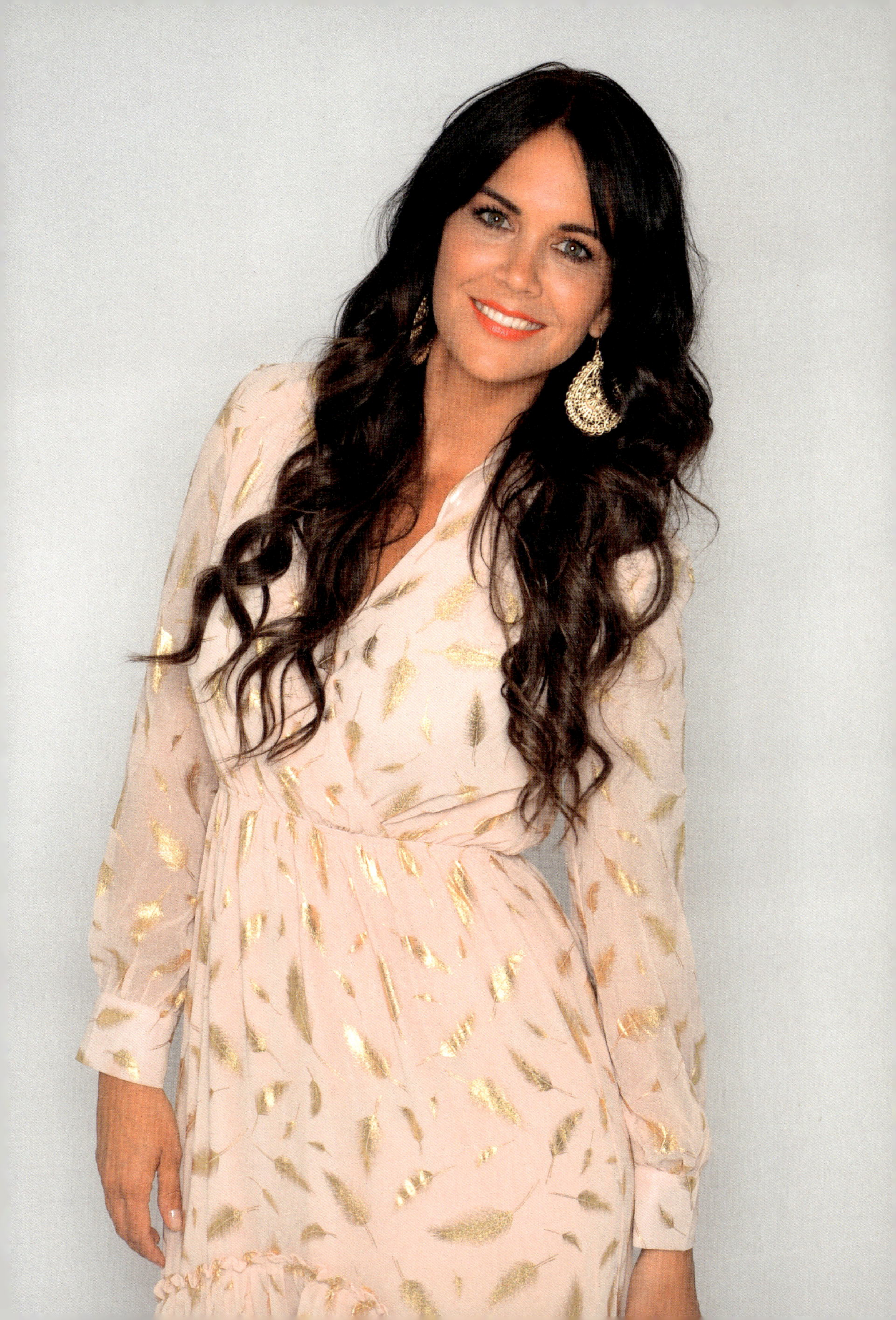

DO IT YOURSELF – ALLES, WAS MAN ZU HAUSE SELBER MACHEN KANN

-Hose oder Rock?

Aus alten Jeans wird ein cooler neuer Rock. Ich bin ein großer Fan davon, Dinge einfach umzunähen. Man nennt das auch upcyceln. Es geht darum, aus der Unzahl an „Schrankleichen“, die wir alle im Kasten haben, etwas stylisches Neues wie etwa einen tollen Rock zu machen. Alte Jeans sind dafür besonders geeignet, im Prinzip funktioniert das aber mit jeder alten Hose. Man trennt dazu die Schrittnaht mit einer kleinen Schere oder einem Auftrenner auf, und zwar dreißig Zentimeter vom Bund oben, den Reisverschluss lässt man, wie er ist. Dann legt man die Hose vor sich auf einen Tisch, entscheidet, wie lang der Rock sein soll, und macht sich eine Markierung an den Beinen. In einem nächsten Schritt legt man die Hosenbeine aufeinander, so, als ob man die Hose falten würde, und schneidet sie ab. Aus dem Stoff der abgeschnittenen Hosenbeine näht man ein kleines Dreieck, einen sogenannten Zwickel, und legt diesen unterhalb der Schrittnaht auf und näht ihn fest – und schon hat man gewissermaßen im Handumdrehen einen neuen modischen Rock.

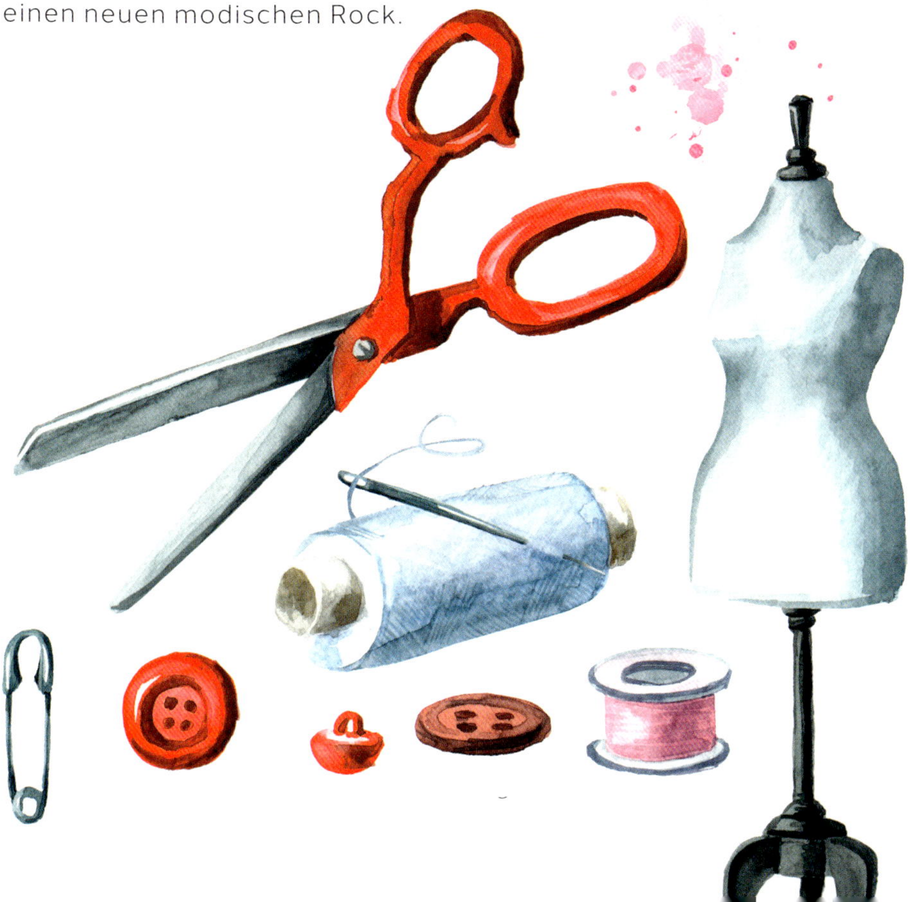

-Handtaschen pimpen leicht gemacht

Kann man Handtaschen wieder zu neuem Leben erwecken? Ja, und zwar ganz einfach: Man geht in ein Bastelgeschäft und besorgt sich unterschiedliche Bänder, das können Samt-, Zier- oder Lederbänder sein. Man kann aber genauso gut in seiner alten Schmuckschatulle kramen und sich Armreifen, Armbänder und was man sonst an überflüssigen Accessoires hat, suchen und damit die Handtasche neu machen, indem man sie darauf anbringt. Dazu braucht man weder eine Nadel noch einen Faden, sondern vielmehr eine Heißklebepistole oder einen Superkleber. Ebenso wie unterschiedliche Bänder kann man auch Knöpfe an der Tasche befestigen. Ich bevorzuge alte Broschen, entferne die Sicherheitsnadeln und klebe sie wild auf die Tasche auf. Das verleiht ihr einen ganz neuen Look, der ein wenig an den Style der Hippies erinnert.

-Shapewear selber machen?

Ich stelle meine Shapewear am liebsten selbst her. Das geht ganz einfach. Wenn mir etwa ein T-Shirt zu kurz ist, behelfe ich mir gerne mit einem Stretchschlauch, den es in jedem Stoffgeschäft zu kaufen gibt. Da Stretchschläuche zumeist aus hochelastischem, rund gestricktem Jersey sind und sehr eng anliegen, erreicht man neben der T-Shirt-Verlängerung auch den positiven Effekt, den das Tragen von Shapewear einfach mit sich bringt. Ich habe Stretchschläuche in allen Farben zu Hause, die dünkleren Farben wie Schwarz, Blau und Rot für Herbst und Winter, für den Sommer Pink, Gelb und Weiß. Mit ihrer Hilfe kann ich jede Weste, jedes T-Shirt, jede Bluse, jede Jacke, einfach alles, was zu kurz ist, optisch ein wenig verlängern und habe zugleich den positiven Nebeneffekt einer tollen Figur.

-Ohrringe zum Selbermachen

Ohrringe kann man ganz einfach selber machen. Dazu braucht man zuerst einmal Kreolen, also die klassischen Ringe, auf die man dann alles Mögliche draufhängen kann, gerne auch mal einen wertvollen Anhänger einer Halskette. Es eignen sich jedoch auch Fransenborten oder kleine Perlenketten. Wenn man Kügelchen oder Schmuckperlen mit Löchern hat, kann man auch diese auffädeln und an die Kreolen hängen. Man kann dabei saisonal, also auf die Jahreszeiten bezogen, vorgehen und zu Weihnachten mal einen coolen Christbaumschmuck, im Frühling schöne Kunstblumen und im Sommer knallige Borten verwenden.

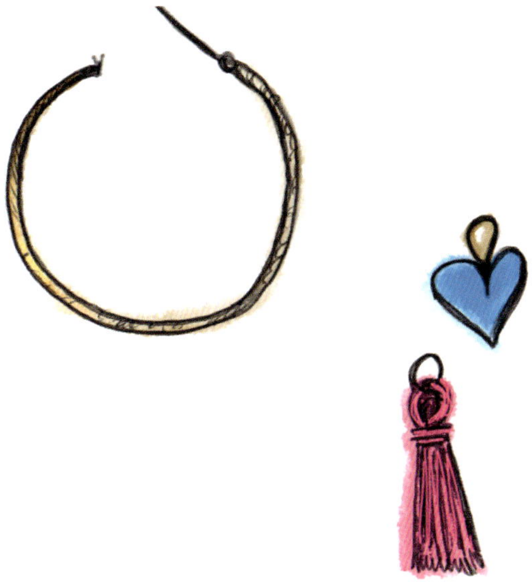

-Tellerröcke für weibliche Figuren

Wenn man ein bisschen Begabung zum Nähen hat, kann man Kleidungsstücke wie einen richtig schönen Tellerrock leicht selbst anfertigen. Dazu braucht man Stoff, den man wie eine Pizzaschnitte vor sich auflegt. Je breiter das Ende, desto glockiger der Rock. Wichtig dabei zu wissen ist, dass man mindestens vier Lagen übereinanderlegen muss. Dann schneidet man am schmalsten Stück eine Rundung aus und näht einen Gummibund dran. Die Breite des Bundes entspricht dabei der Breite der Taille (vorher abmessen). Mit ein bisschen Geschick lässt sich der Gummibund mit demselben Stoff, aus dem auch der Rock ist, umnähen. Ein Tellerrock sieht vor allem im Sommer süß aus. Er lässt sich aus sämtlichen Stoffresten, die man zu Hause hat, leicht selbst nähen.

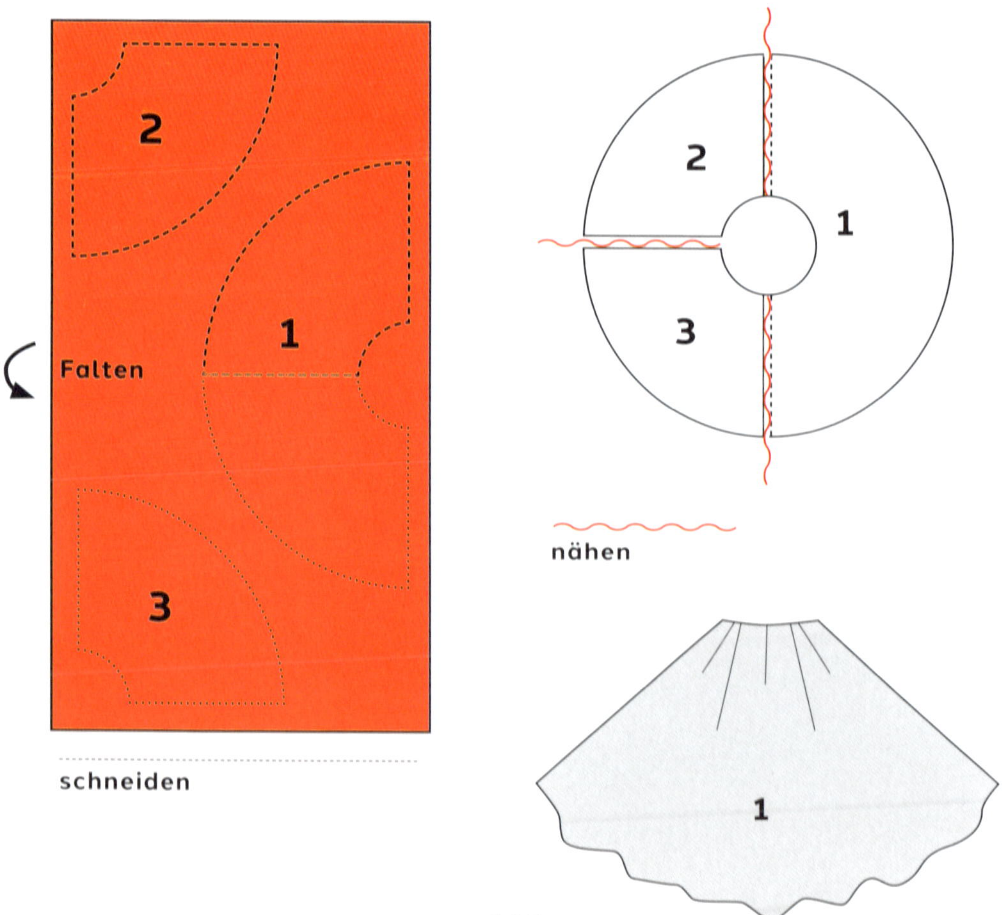

-Eine Tunika ist immer angesagt

Das einfachste und bequemste Kleidungsstück für mich ist eine Tunika. Tunikas sind nicht nur im Sommer angesagt, sondern eigentlich das ganze Jahr über. Es ist wirklich nicht schwierig, eine selbst zu nähen. Am besten nimmt man dazu seinen Lieblingsstoff her, legt ihn auf einem Tisch auf – bei mir ist das meistens der Küchentisch – und überträgt die Proportionen von einem gut sitzenden T-Shirt auf den Stoff. Im Prinzip braucht man nur zwei Nähte, nämlich die Seitennähte von der Achsel bis runter zur Taille, und zwar einmal rechts und einmal links gerade runter. Der Armausschnitt wird dementsprechend angepasst, der Halsausschnitt – je nachdem, ob man einen V-Ausschnitt oder einen Rundausschnitt haben möchte – einfach ausgeschnitten. Es gibt im Übrigen Stoffe, die man schneiden kann, ohne sie säumen zu müssen. Sie fransen nicht aus. Je lockerer eine Tunika fällt, desto lässiger ist sie auch zu tragen, etwa mit eng sitzenden Jeans, Leggins, einem Rock im Sommer oder mit einem Strickcardigan beziehungsweise einer Strickweste im Winter. Eine Tunika sieht immer gut aus. Sie sollte stets im Oversize-Stil, das heißt weit, zugeschnitten sein. Wenn sie viel Bewegungsfreiheit gestattet, ist sie richtig angenehm zu tragen. Was die Länge betrifft, sollte sie zumindest hüftlang sein oder sogar bis zum halben Oberschenkel reichen. Eine Tunika in dieser Länge wirkt wie ein Kleid oder ein großes T-Shirt. Man nennt sie daher auch Big-Shirt.

-Strumpfhosen können mehr!

Falls ein sehr eng anliegender Rock oder eine eng anliegende Hose um die Hüfte nicht so gut sitzt, trage ich sehr gerne eine richtig enge Strumpfhose darunter. Ich schneide die Strumpfhose dabei jedoch ab den Oberschenkeln ab und ziehe sie dann als eine Art Shapepanty an. So macht sie einen flachen Bauch und eine wunderschöne Taille, eine Superfigur mit einem Wort. Jeder Bleistiftrock, jede eng anliegende Hose sitzt so viel besser. Es gibt natürlich auch Shaping-Strumpfhosen, ich bin jedoch kein Fan davon, im Sommer eine solche unter einer Hose oder unter einem Rock zu tragen.

-Shirt und Schere

Sehr gerne verändere ich den Halsauschnitt meiner T-Shirts. Ich brauche dazu weder eine Nähmaschine noch Nadel oder Faden, sondern lediglich eine Küchenschere. Sehr oft sind T-Shirts am Halsausschnitt sehr eng geschnitten oder haben Bündchen. Beides mag ich gar nicht. Ich zeige gerne Haut, außerdem kommen in beiden Fällen Ketten nicht zur Geltung, also schneide ich das Bündchen am Halsausschnitt einfach ab. Wenn das geschehen ist, variiere ich den Halsausschnitt: Ein tiefer Rundhalsausschnitt oder ein V-Ausschnitt – beide mag ich sehr – sind einfach geschnitten, dann ziehe ich an der Kante, sodass sich der Stoff dort einrollt. Das funktioniert natürlich nur bei einem Stoff mit einem sehr hohen Elastananteil, also etwa bei Stretch. Trifft Letzteres zu, hat man die Garantie, dass der Ausschnitt nicht ausfranst. Dieser einfache Trick ermöglicht es mir, meinen eigenen Look zu stylen und meine T-Shirts zugleich auch luftiger aussehen zu lassen. Mit den Ärmeln funktioniert das übrigens ganz genauso. Falls einmal ein Bündchen zu eng ist oder vom Look her nicht passt, schneide ich es einfach ab und rolle die Kante ein. Das ist ein Look, den man übrigens auch fertig kaufen kann.

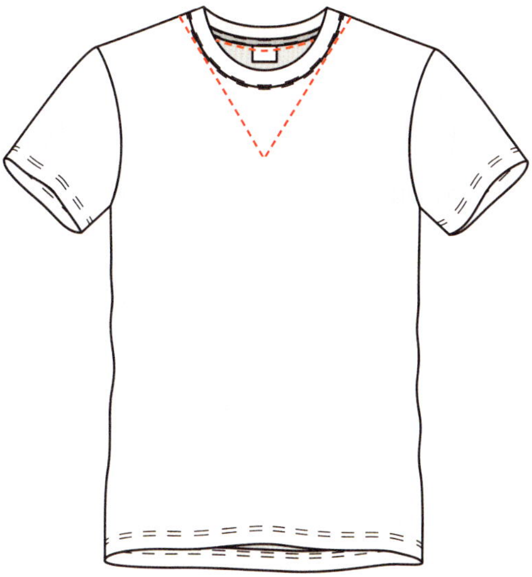

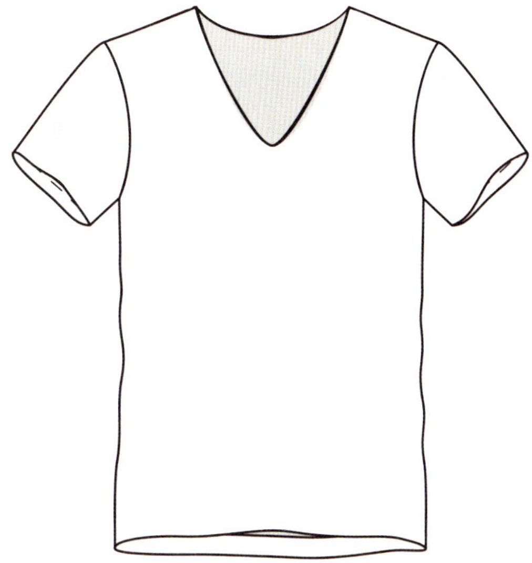

Erst dann

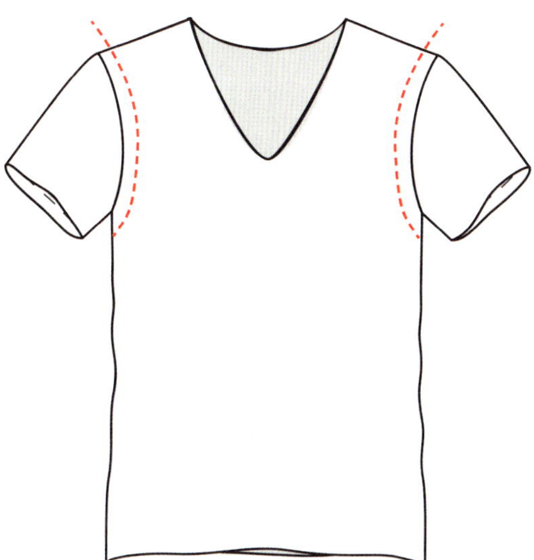

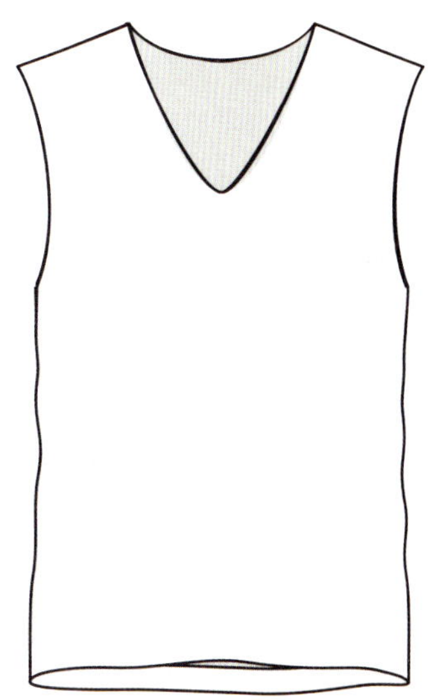

ONLINE-SHOPPEN RICHTIG GEMACHT

-Wie finde ich den richtigen Online-Shop?

Unterscheiden muss man zwischen Online-Shops von diversen Marken und Großanbietern wie etwa Amazon. Ferner gibt es auch Teleshoppinganbieter, die mehrere Marken vertreten.
Mehr Erfolg hat man mit seinem Einkauf meiner Meinung nach, wenn man die Marke schon kennt beziehungsweise schon bei ihr gekauft hat. In diesem Fall braucht man sich keine Gedanken über die passende Größe, das Rückgaberecht oder den Modus der Zahlung zu machen. Großanbieter verschicken oft nicht selbst, sondern geben den Auftrag an Zweit- oder Drittanbieter weiter, wodurch hohe Versandkosten entstehen können. Ich rate daher dazu, jeweils direkt bei der Marke zu bestellen.

-Wie finde ich die richtige Größe?

Wenn man bei einer Marke kauft, deren Produkte man kennt, hat man selten das Problem, dass etwas nicht passt. Um bei neuen Marken etwaige Fehlerquellen zu verringern, zahlt es sich aus, die genauen Maße anzuschauen, die im Normalfall stets auf der Website angegeben sind. Man kann so leicht herausfinden, wie lange etwa ein Oberteil beziehungsweise wie weit oder wie lang die Rückenlänge ist. Auch bei Online-Shops, über die man Schuhe beziehen kann, finden sich normalerweise neben der eigentlichen Schuhgröße Angaben in Zentimetern.
Voraussetzung für einen gelungenen Einkauf ist es demnach, sich selbst einmal abzumessen. Das erspart viel Ärger beim Online-Shoppen.

-Das Bewerten beim Online-Shoppen

Ich bin ein Riesenfan von Bewertungen. Es zahlt sich tatsächlich aus, diese vor dem Einkauf zu studieren. Hat die Passform entsprochen? Ist die angegebene Lieferzeit eingehalten worden? Wie hat der Zahlungsmodus funktioniert? Einen Blick drauf zu werfen, wie es anderen beim Einkauf bei diesem oder jenem Anbieter ergangen ist, kann sehr aufschlussreich sein und die Entscheidung, selbst dort einen Kauf zu tätigen, maßgeblich beeinflussen. Bewertungen ermöglichen so etwas wie einen Erfahrungsaustausch. Ich bin immer sehr vorsichtig, wenn ein Online-Shop gar keine Bewertungen hat. In so einem Fall lasse ich lieber die Finger davon und bestelle woanders.

-Wie tappe ich nicht in die Falle, zu viel zu bestellen?

Jeder kennt das: Kaum hat man sich bei einem Modelabel einloggt, wird der Warenkorb immer voller und voller. Das kann teuer werden. Ich rate dazu, den Warenkorb erst einmal zu füllen, den Laptop jedoch dann zuzuklappen und erst ein oder zwei Tage später wieder zu öffnen. Zwischenzeitlich kann man überlegen, was man tatsächlich braucht. So vermeidet man es, zu viel zu bestellen, was sich dann wiederum in den Versandkosten niederschlagen kann. Die können sich, gibt man nicht acht, auch auf fünfzig Euro belaufen, etwa wenn man bei einem Großanbieter bestellt, der selbst bei Zweit- oder Drittanbietern einkauft, die dann selbst wiederum Versandkosten berechnen.

-Bezahlen in Online-Shops

Es gibt stets mehrere Möglichkeiten der Bezahlung in einem Online-Shop. Man denke an Kreditkarten, Paypal, Rechnungen oder Sofortüberweisungen. Mein Tipp ist, mit einer Kreditkarte zu bezahlen, weil auf diese Weise Kosten auch im Falle einer Rücksendung gutgeschrieben werden können. Auf Rechnungen kann man mitunter auch vergessen, dann kommt es zu Mahnungen, und der Einkauf wird immer teurer. Der Einkauf mit Kreditkarte inkludiert auch eine Versicherung der Ware. Wichtig ist dabei lediglich, bei der Zahlung auf einen Rücksendeschein zu achten. Wenn der mit dabei ist, sollte die Bestellung kein Problem sein.

-Schuheinkauf online

Die Kunst hierbei ist, die richtige Größe und Passform zu finden. Ich selbst bin ein großer Fan davon, Schuhe online zu kaufen. Am liebsten greife ich dabei auf Marken zurück, die ich schon kenne. Selbstverständlich achte ich auch auf das Herkunftsland. Produkte aus Europa haben meiner Meinung nach eine bessere Qualität als solche, die aus Übersee oder auch aus Asien kommen. Was die Schuhgröße angeht, halte ich für erwähnenswert, dass etwa Anbieter von Sportartikeln auch halbe Größen oder Zweidrittelgrößen anbieten. Ich halte das für ein ganz besonderes Service, schließlich sind Füße nicht immer gleich groß, sondern variieren gelegentlich um Beträchtliches. Das heißt, der rechte Fuß kann durchaus größer als der linke sein, oder umgekehrt.
Sind die erstandenen Schuhe zu groß, kann man mit Einlagen arbeiten. Zu enge Schuhe lassen sich mitunter um eine halbe Nummer weiten. Dazu muss man jedoch einen Schuster aufsuchen, der dann mit Wärme arbeitet. Wenn das Material erhitzt wird, lässt es sich dehnen. Um diesen oft zeitaufwendigen Weg zu vermeiden, rate ich dazu, die Füße abzumessen und das Ergebnis mit den Maßangaben auf der Website des Online-Shops abzugleichen, dann kann beim Schuhkauf nichts schiefgehen.

-Dessous und Unterwäsche online kaufen

Prinzipiell halte ich es für eine gute Sache, Unterwäsche online zu kaufen. Aufpassen muss man hierbei jedoch insofern, als viele Hersteller unterschiedliche Größenangaben haben. Bei BHs ist die Cup-Größe immer dieselbe. Sie geht von A bis H. Über sie weiß man im Normalfall Bescheid. Oft werden Größen jedoch mit SM, L, XL und so weiter angegeben. Um sich hier orientieren zu können, kann man auf internationale Maßtabellen zurückgreifen, die im Netz kursieren. Beim Einkauf von Dessous muss man darauf achten, weder die Hygienestreifen noch etwaige andere Zettel abzuschneiden. Sobald man auch nur irgendetwas entfernt, kann man die Ware nicht mehr zurückschicken. Das heißt, man sollte beim Anprobieren, immer eigene Unterwäsche anhaben, damit bei einem eventuellen Zurückschicken nichts schiefgeht. Prinzipiell ist zu beachten, dass jeder Online-Shop seine eigenen Regeln hat. Darauf ist stets zu achten.

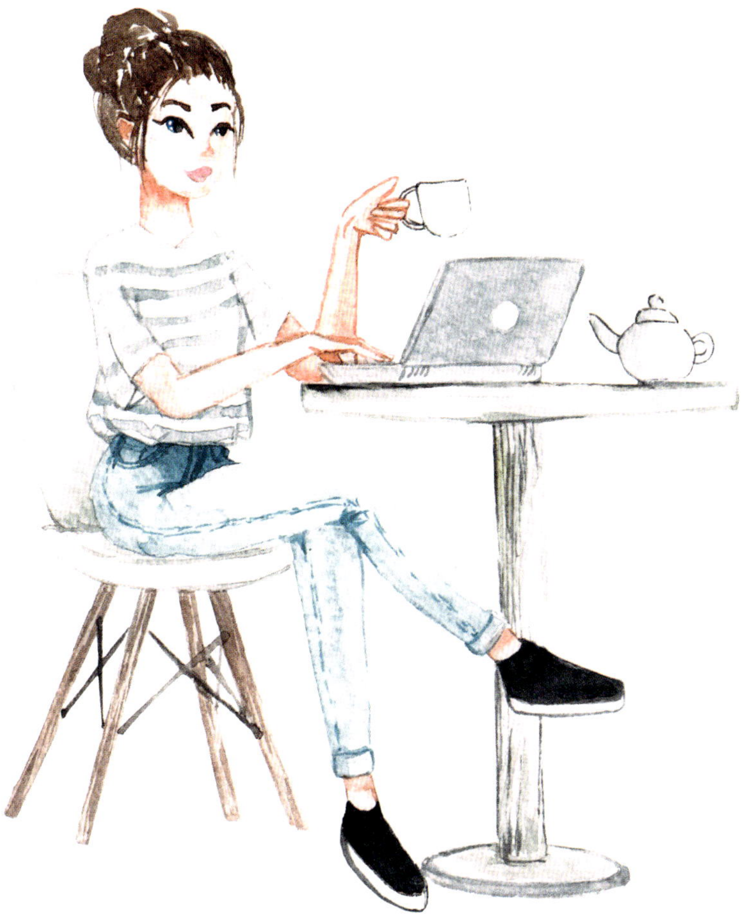

KOLLEKTION „CURVY ME“

-Weiblich, fein, stylisch! Das ist „CURVY ME"!

Die erste Modekollektion für kurvige Frauen, die sich gerne sexy und weiblich fühlen möchten. Endlich so sein, wie man sich immer zu sein gewünscht hat. Endlich so aussehen, wie die vielen tollen Frauen mit Kurven, die man bis jetzt immer verehrt hat. Hinter CURVY ME steht Styleexpertin und Moderatorin Martina Reuter. Seit über 20 Jahren arbeitet die gebürtige Wienerin und Mama zweier Kinder als Modeexpertin und Personal Shopperin. Ihre Spezialität: große Frauen mit Kurven.

Martina Reuter selbst ist 183 cm groß und die Weiblichkeit in Person. Mit einer stolzen Konfektionsgröße 42 und Kurven zeigt sie, dass man auch mit bisschen mehr an den Hüften sexy sein kann. CURVY ME ist eine sehr modische Kollektion für Frauen ab Größe 40 bis 56, mit Langgrößen bei Hosen und Kleidern. Große Frauen werden endlich glücklich und fündig bei CURVY ME. Feminine Schnitte, unkomplizierte Drucke, auffällige Farben, die für gute Laune sorgen. Wunderschöne Maxikleider für jede Figur, tolle Jeans, sexy Joggings und viele Shirts in aktuellen Trendfarben.

„CURVY ME ist die erste sexy Modekollektion für Frauen mit Volumen, die nicht billig wirkt. Ich selbst zeige immer, was ich habe, mit Stolz und guter Laune. Das möchte ich jetzt vielen Frauen ermöglichen. Ein unbeschreiblich gutes Selbstbewusstsein, verpackt in der richtigen Mode", so Martina Reuter.

CURVY ME gibt es exklusiv bei HSE in den Größen 40 bis 56.

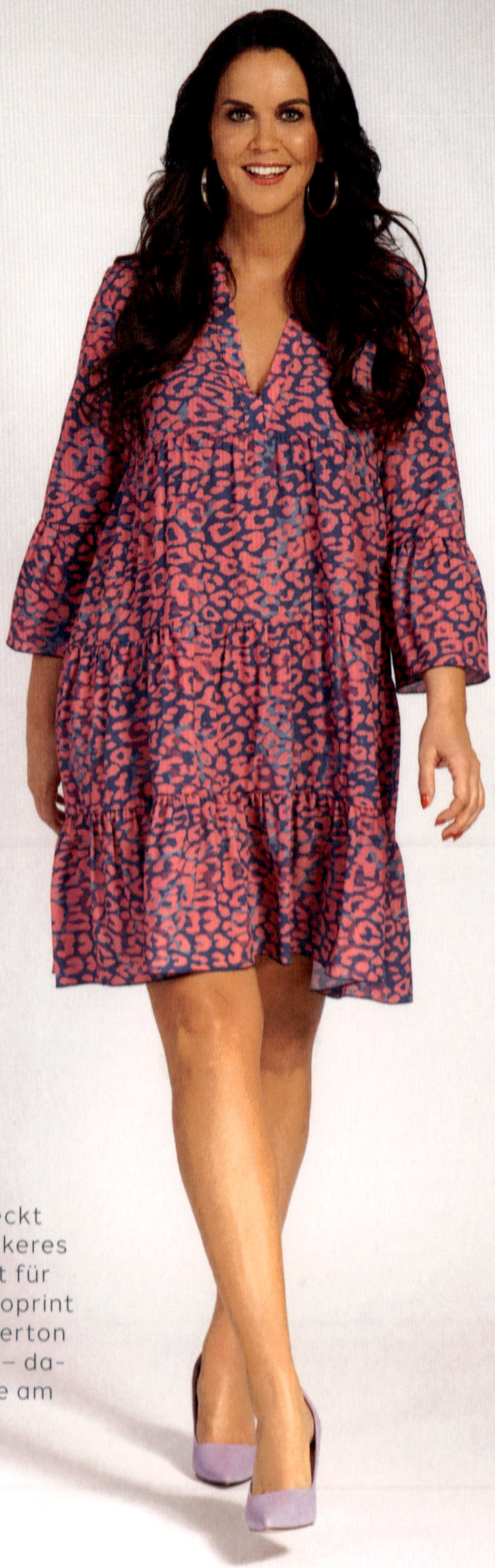

REUTERIN PINKY

Ein Hauch von Ibiza steckt in diesem Kleid. Ein lockeres Hängerchen ist perfekt für heiße Sommertage. Leoprint in Pink mit blauem Unterton ist neu und farbenfroh – damit leuchtet jede Kurve am Körper.

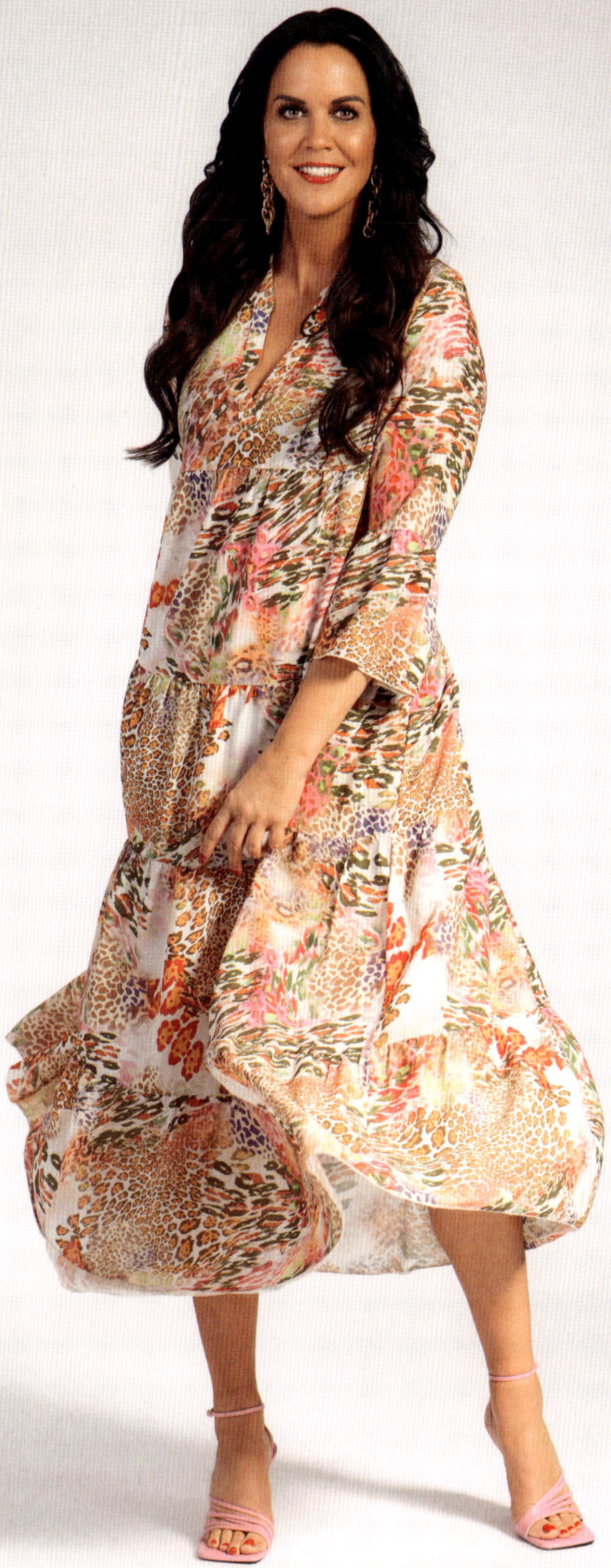

REUTERIN BOHEME

Sanfte Beigetöne mit einem Schuss Campari Orange. Maxi-Kleider sind für kurvige Frauen perfekt, da sie alles kaschieren und die Figur nur erahnen lassen. Styling dazu: Gürtel sieht immer top aus, oder eine große Tasche quer über den Körper gehängt – einfach toll.

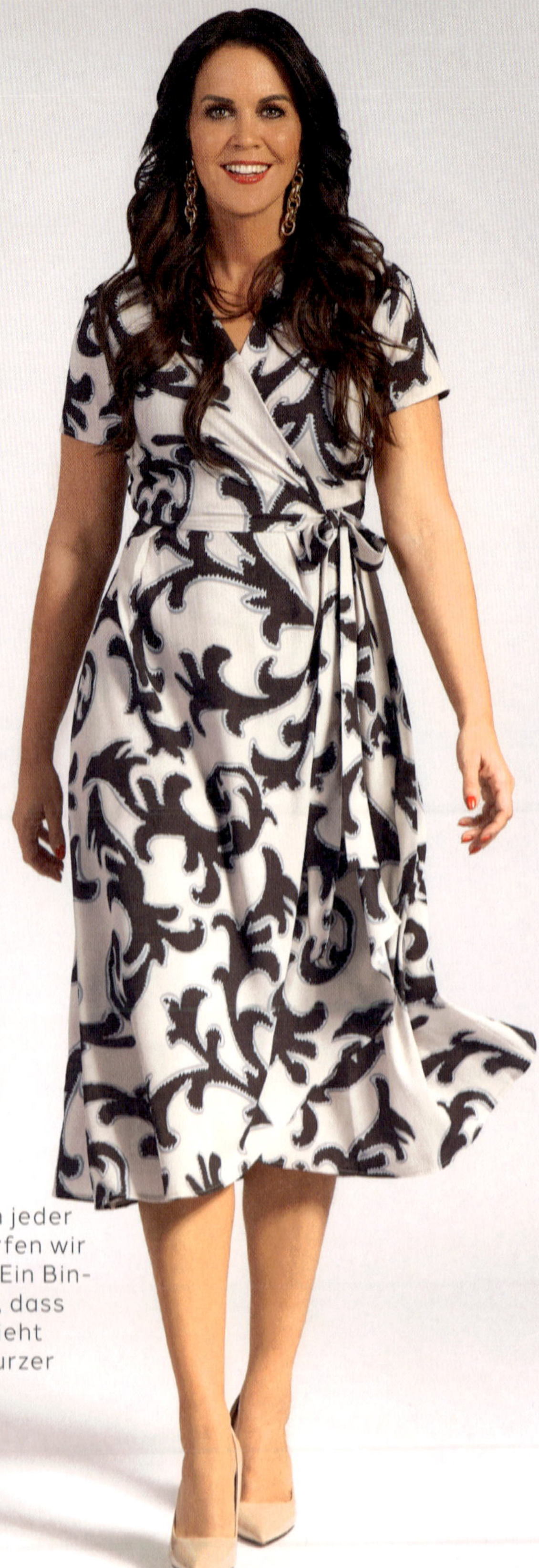

REUTERIN CLASSY

Wickelkleider stehen jeder Frau, und endlich dürfen wir wieder Taille haben. Ein Bindegürtel sorgt dafür, dass alles perfekt sitzt. Sieht besonders toll mit kurzer Lederjacke aus.

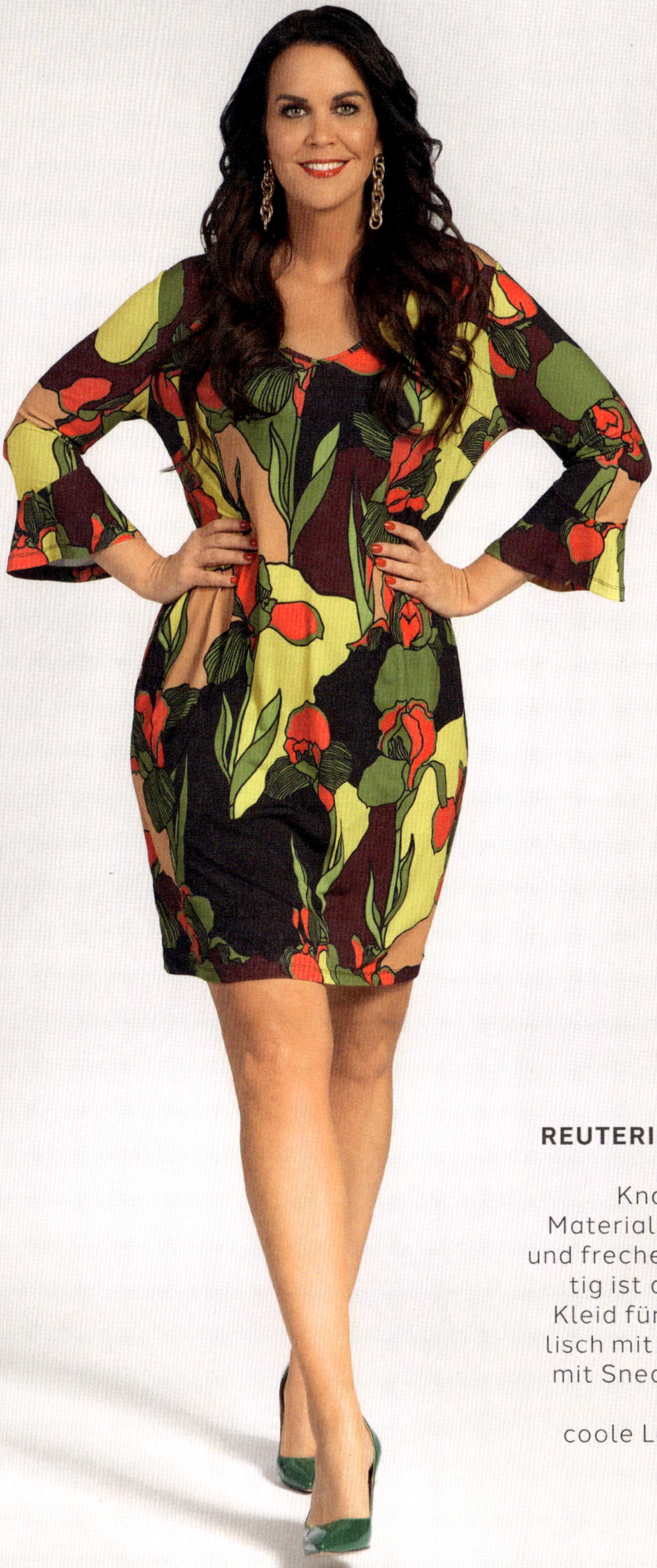

REUTERIN COLOURBOOST

Knallfarben in vollem Material, einfacher Schnitt und freche Ärmel dazu – fertig ist das Farbtuning. Ein Kleid für alle Fälle, ob stylisch mit Pumps oder lässig mit Sneakers. Dazu passen auch coole Leggins und Stiefel.

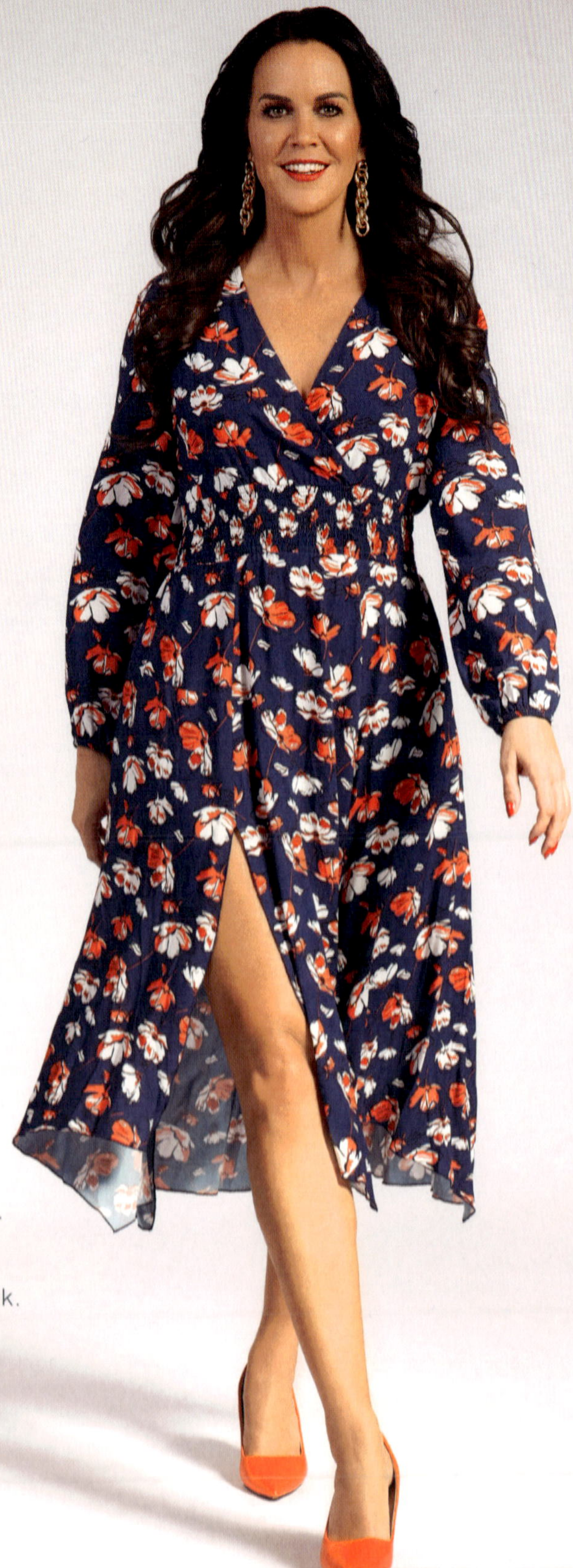

**REUTERIN
FLOWER POWER**

Blumen bekommt man immer gerne und noch lieber zieht man sie an. Ein Maxi-Kleid mit tollem Flower-Power-Style. Seitliche Schlitze strecken immer und machen die Oberschenkel schlank. Dazu schöne Sommersandalen, und fertig ist der Urlaubslook auch im Alltag.

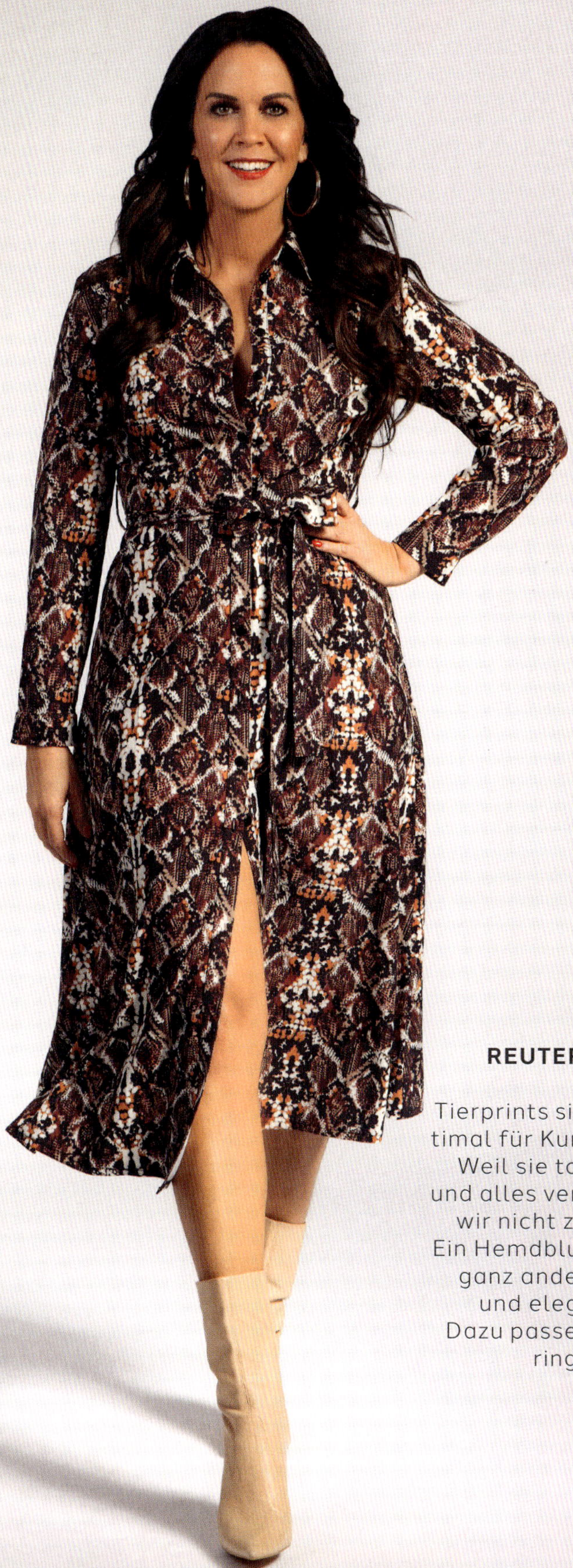

REUTERIN ANIMALY

Tierprints sind immer optimal für Kurven. Warum? Weil sie toll kaschieren und alles verstecken, was wir nicht zeigen wollen. Ein Hemdblusenkleid mal ganz anders. Edel, sexy und elegant zugleich. Dazu passen große Ohrringe wunderbar.

DANKE

Alleine für meine Danksagung brauche ich ein eigenes Buch, ich versuche jedoch, mich kurz zu halten. Mit dem Buch danke ich in erster Linie MIR SELBST, weil ich mich getraut habe, ein Buch zu schreiben – es einfach zu machen. Ich habe immer so viele Ideen und weiß oft gar nicht, wohin damit. Viele setze ich um, manche verpuffen (leider, oder kommen später wieder). Die Idee, ein Buch zu schreiben, hatte ich schon immer, nur wusste ich nicht, wie das geht. Ich werde den ersten Termin bei meinem tollen Verlag Ueberreuter nie vergessen: Parkplatz direkt vor der Tür, ich im schicken Leokleid und gestylt wie für eine Fernsehshow. Keine Ahnung, ob meine Idee gefällt. Jedoch schon bei der ersten Frage nach meiner Präsentation wusste ich, dass das was werden würde!

Dieses Buch ist mein Herzensprojekt, das ich mit großer Leidenschaft für alle Frauen gemacht habe, die sich gerne schön fühlen wollen. Und für alle Männer, die gerne selbstbewusste und tolle Frauen ansehen und um sich haben wollen.

Dieses Buch ist für alle Menschen, die sich selbst lieben und sich wertschätzen und dafür nicht viel Geld ausgeben wollen.

Ganz klar danke ich meiner ganzen Familie! Meiner Mama Angelika Reinhardt, die 24/7 für mich da ist und mich immer und überall unterstützt. Ich kann mich zu tausend Prozent auf sie verlassen. Ich danke meinem Papa Helmut Reinhardt, der mir beigebracht hat, das umzusetzen, was man sich in den Kopf gesetzt hat. Er hat mich gelehrt, an meine Ideen zu glauben.

Ich danke ferner meinen beiden wunderbaren Kinder Rosi und Anton, die schon im Kindergarten wussten, was Camouflage heißt, und mehr Ahnung von Mode haben als ich selbst. Ich danke ihnen dafür, dass sie zwischen

Einkaufsackerln, Christbäumen zum Anziehen und 60 Paar Schuhen noch Platz im Auto finden. Ihr seid das BESTE in meinem Leben!

Ich danke meinen Freundinnen und Freunden und meinen Kolleginnen und Kollegen und allen, die mit mir zusammenarbeiten. Jeder, der mich kennt, weiß, dass ich schon immer ganz „modenarrisch" war und bis heute bin. Ich liebe Menschen, die einen einzigartigen Style haben und sich trauen, modemutig zu sein. Macht bitte immer weiter so tolle Looks und zeigt Farbe an 365 Tagen im Jahr.

Ich danke meinen TV-Sendern HSE und ORF. Ich liebe meine Sendungen im Homeshopping in Ismaning bei München und ich liebe meine Sendungen im ORF. Egal wann ich arbeite und zu welcher Tageszeit – das kann zwischen 3 Uhr morgen sind Mitternacht sein –, ich LIEBE was ich tue und freue mich jedes Mal auf meine Arbeit, - denn das Beste daran ist: Es hat immer mit Mode zu tun!

Vielen Dank an alle, die nach dem Lesen meines Buches noch schöner, toller, attraktiver und lebensfroher sind. Gönnt euch eine Schnitzelsemmel, die passt zum Glück zu jedem Outfit.

Vielen Dank an Helga Dundler, meine Abtippunterstützung, die sich meine Sprachaufnahmen zu dem Buch sicherlich tausendmal angehört hat, und vielen Dank an meinen Fotografen Alexander Horeisch, der seit Jahren meine Fotos macht und sich alle meine Geschichten anhört und sie kennt, DANKE EUCH!

Danke an euch, Leserinnen und Lesern, ihr seid alle so fesch,
eure Martina, die „Reuterin"

MIX
Aus verantwortungsvollen Quellen
FSC® C014138
Product footprint
CO_2 Neutral

2. Auflage 2022

ISBN 978-3-8000-7789-2

Lektorat: Maria-Christine Leitgeb, www.diesprachagentur.com
Coverbild: © Alexander Horeisch
Fotos Innenteil: © Alexander Horeisch sowie Curvy Me : © hse Bernie Lesinski
und S. 61 © Dirk Bader; Seiten 17, 29, 31, 41, 44, 45 (Adobe Stock)
Illustrationen: Adobestock außer: 83, 98, 115, 116, 119 (Saskia Beck)
Cover, Grafik, Satz: Saskia Beck, s-stern.com
Druck und Bindung: Finidr Ltd., Český Těšín

Danke, dass Sie sich für unser Buch entschieden haben.
Wir freuen uns, wenn wir Sie auch weiterhin über unsere
Neuerscheinungen informieren dürfen, und laden Sie ein,
unseren Newsletter unter **www.ueberreuter.at** zu abonnieren.

Haftungsausschluss:
Die in diesem Buch enthaltenen Informationen und Ratschläge wurden von der Autorin sorgfältig recherchiert und geprüft. Eine Garantie kann dennoch nicht übernommen werden. Die Informationen und Ratschläge sind außerdem nicht dazu gedacht, die Beratung durch einen Arzt oder Therapeuten zu ersetzen, sofern dies angezeigt ist. Unter keinen Umständen ist die Autorin oder der Verlag für irgendwelche Schäden oder Verluste haftbar, die dem Leser dadurch entstehen könnten, dass er sich ausschließlich auf Informationen in diesem Buch verlässt. Eine Haftung der Autorin oder des Verlags ist ausgeschlossen